Sascha Deiters

Entspannungsmethoden in der Intensivpflege

Sascha Deiters

Entspannungsmethoden in der Intensivpflege

Kopfhautmassage bei Intensivpflegepatienten

ULLSTEIN
MOSBY

Sascha Deiters
Fachkrankenpfleger für Intensivpflege
und Anästhesie, Hohenholte

Die Deutsche Bibliothek – CIP-Einheitsaufnahme

Deiters, Sascha:
Entspannungsmethoden in der Intensivpflege :
Kopfhautmassage bei Intensivpflegepatienten / Sascha Deiters.
– Berlin ; Wiesbaden : Ullstein Mosby, 1996
ISBN 3-86126-586-9

Lektorat: Jürgen Georg
Herstellung: Annette Meeser
Titelillustration: Sascha Deiters
Satz: SATZPUNKT Ewert Digitale Medien GmbH, Braunschweig
Druck und buchbinderische Verarbeitung: Paderborner Druck Centrum

Printed in Germany

ISBN 3-86126-586-9

Danksagung

Ich möchte an dieser Stelle einigen lieben Freunden für die Mithilfe und Unterstützung bei der Realisierung dieses Buches danken:

Vielen Dank an Maike und Dirk Schulte-Wörmann, für die Korrektur des Manuskriptes und die vielen fruchtbaren Gespräche. An Martina Kaiser für die großartige Unterstützung in der Experimentalphase. Jürgen Osterbrink danke ich für die vielen guten Tips und den Glauben an dieses Buch. Außerdem vielen Dank an Jürgen „Johnny" Meinert, sowie Klaus, Yvonne und Mona vom Designstudio „Maxx" in Münster-Roxel für die unschätzbaren Hilfen am Computer.

Ich möchte Barbara „Bibo" Schepers und Astrid für die einfühlsame Schilderung ihrer Gefühle während der KHM danken und allen Kollegen, die das Buchprojekt durch fruchtbare Diskussionen unterstützten. Schlußendlich danke ich meinen Freunden sowie meiner Familie für die große Geduld und Rücksichtnahme während der Arbeitsphasen.

Abkürzungsverzeichnis

ATL	–	Aktivitäten des täglichen Lebens
AEDL	–	Aktivitäten und existentielle Erfahrungen des Lebens
CPAP	–	Continuous Positive Airway Pressure
BIPAP	–	Biphasic Positive Airway Pressure
CVVH	–	Continuous Venovenous Haemofiltration
EMG	–	Elektromyographie
IT	–	Instrumental Touch
KHM	–	Kopfhautmassage
LA	–	Lebensaktivitäten
PD	–	Pflegediagnose
RA	–	Rapidly adapting
REM	–	Rapid Eye Movement
TT	–	Therapeutic Touch
ZVK	–	Zentraler Venenkatheter

Inhalt

1 Einführung

1.1 Grundsätzliche Beobachtungen

Wer zum ersten Mal eine Intensivstation betritt, den wird der technische Aufwand, der getrieben wird, um dem Kranken größtmögliche Sicherheit zu bieten, stark beeindrucken. Pflegepersonal und Ärzte sind intensiv darum bemüht, sowohl physischen als auch psychischen Schaden vom Kranken abzuwenden. Häufige Medikamentengaben, Diagnostik sowie pflegerische und therapeutische Interventionen beherrschen den Alltag auf Intensivstationen.

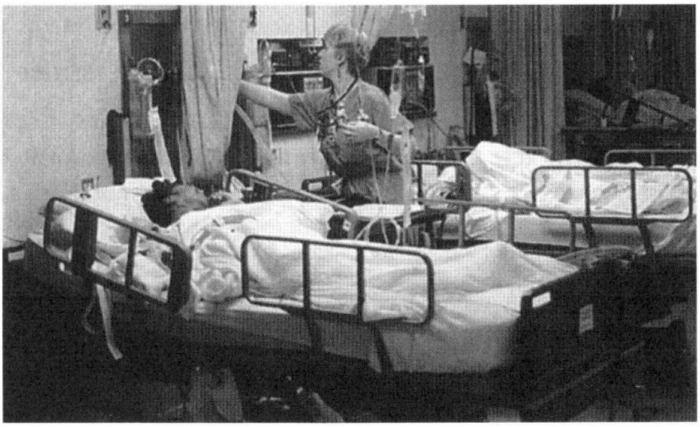

Abb. 1: Alltag auf einer Intensivstation. Aus: Elkin/Perry/Potter: Nursing interventions & Clinical Skills. Mosby, St. Louis, 1996

Nach einer Arbeit von M. Wendt (1983) erfährt der Kranke alle 104 Sekunden eine Veränderung seines unmittelbaren Umfeldes. Das bedeutet, daß ein Arzt oder eine Pflegeperson an oder mit dem Patienten eine Tätigkeit ausführt bzw. sich zumindest in unmittelbarer Nähe seines Bettes befindet oder daß der Kranke Besuch empfängt. Die Dauer der „professionellen Kontakte" liegt zumeist unter einer bis zu drei Minuten, wobei nicht unmittelbar dem Kranken, sondern der Medizintechnik und der Patientendokumentation ein großer Teil der Zeit gewidmet wird. So führt die Intensivtherapie zu einer Situation „kommunikativer Vereinsamung" (Wendt, 1983).

Das erfahren vor allem Patienten, deren Bewußtseinslage eine verbale Kommunikation nicht oder nur eingeschränkt zuläßt. Dasselbe gilt für Patienten, die zu schwach sind, um Kommunikationshilfen in Anspruch zu nehmen. Wichtig für solche Patienten ist eine Form der nonverbalen Kommunikation – die Berührung.

Das Berühren des Patienten, den anderen spüren lassen, daß man „emotional präsent" ist. Ihn spüren lassen, daß er als Mensch wichtig ist. Hierfür bedienen sich die Gesunden häufig des gegenseitigen Berührens. Verliebte halten sich an den Händen und umarmen sich als Zeichen dafür, wie wichtig ihnen der andere ist. Kindern legt man bei Bauchschmerzen die Hand auf den Bauch und zeigt ihnen so, daß sie mit ihren Empfindungen wichtig und nicht allein sind. Jeder weiß, wie oft ihm eine aufgelegte Hand schon geholfen hat. In vielen Religionen hat das Handauflegen eine große Bedeutung bei Heilungsprozeduren.

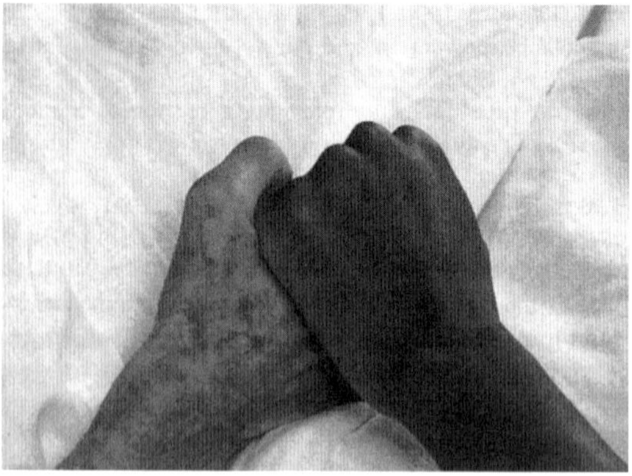

Abb. 2: Vertrauensvolle Berührung eines Patienten. Aus: Elkin/Perry/Potter: Nursing interventions & Clinical Skills. Mosby, St. Louis, 1996

Bedingt durch regelmäßige und sehr häufige Kontroll- und Therapiemaßnahmen wird der Patient ständig gestört. Häufig sind es auch die Alarmfunktionen von Monitoren oder anderen medizinisch technischen Geräten, die mitunter ein ganzes Patientenzimmer aufschrecken. Großen Einfluß auf die Möglichkeit, Ruhephasen zu gewährleisten, hat sicherlich auch die architektonische Struktur einer Intensivstation.

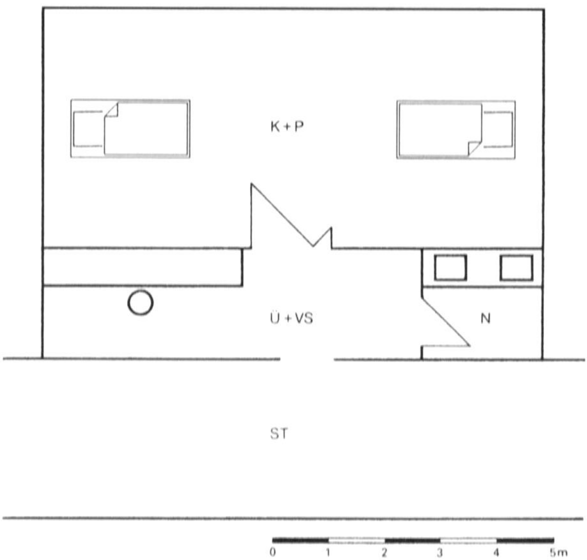

Abb. 3a: Geschlossenes Zimmersystem für Intensivstationen. Aus: Lawin, P.: Praxis der Intensivbehandlung. Thieme, Stuttgart, 1993[6]

P = Pflegebereich,
K = Krankenzone,
Ü = Überwachung,
VS = Vorschleuse,
N = Naßzelle,
ST = übriger Stationsbereich

Die oben genannten Fakten aus der Umfeldanalyse (Wendt, 1983) wurden im geschlossenen Zimmersystem (Abb. 3a) erhoben. Da bekannt ist, daß das geschlossene System für den Patienten, gerade was das Einhalten von Ruhephasen angeht, die bei weitem günstigste Organisationsform ist (Lawin, Opderbecke, 1989), kann geschlossen werden, daß die Ruhemöglichkeiten der Patienten im offenen (Abb. 3b) bzw. halboffenen System (Abb. 3c) noch eingeschränkter sind als im geschlossenen System.

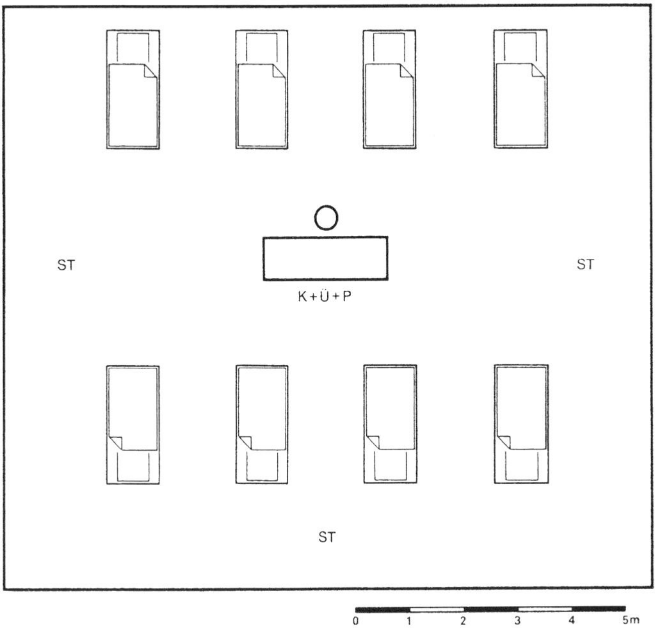

P = Pflegebereich
K = Krankenzone
Ü = Überwachung
St = übriger Stationsbereich

Abb. 3b: Offenes Zimmersystem für Intensivstationen. Aus: Lawin, P.: Praxis der Intensivbehandlung. Thieme, Stuttgart, 1993[6]

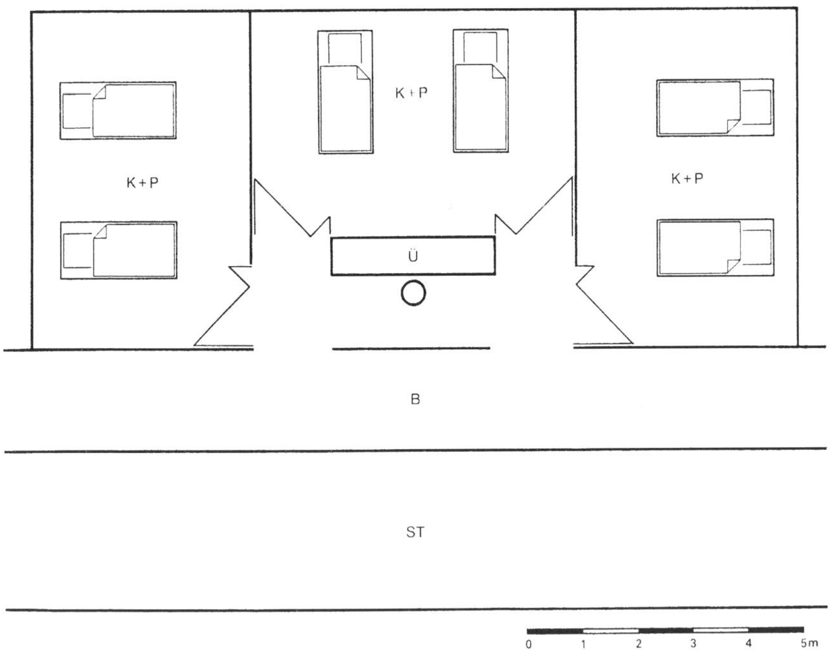

P = Pflegebereich, K = Krankenzone, Ü = Überwachung, ST = übriger Stationsbereich

Abb. 3c: Geschlossenes Zimmersystem für Intensivstationen. Aus: Lawin, P.: Praxis der Intensivbehandlung. Thieme, Stuttgart, 1993[6]

Wo selbst jeder Laie weiß, daß ein kranker Mensch viel Ruhe benötigt, um zu genesen, werden die schwerstkranken Patienten einer Intensivstation im Durchschnitt alle 104 Sekunden gestört!

Folgen des Schlafentzuges zeigen sich in Form von Erschöpfung, gefolgt von Desorientierung, Halluzinationen und dysphorisch-depressiven Zuständen (Hannich, 1989). Jeder, der schon einmal einige Tage lang unter Schlafmangel zu leiden hatte, wird um die Folgen des Schlafentzuges wissen. Nach einer solchen Zeit sind gastrointestinale Beschwerden, Beeinträchtigung der Kreislauffunktionen und selbst kurzfristige psychisch auffällige Phänomene wie Gedächtnisstörungen, Konzentrationsmängel, Lernschwierigkeiten nichts seltenes. Ein extremes Beispiel, das die essentielle Bedeutung von Schlaf und Erholung verdeutlicht, ist der Umstand, daß im alten China langdauernde Schlafdeprivationen, d. h. Schlafentzug zur Vollstreckung von Todesurteilen, eingesetzt wurden.

Die abgeschwächten Folgen des Schlafentzuges können bei vielen Langzeitpatienten auf der Intensivstation beobachtet werden. Eine Behandlung auf der Intensivstation ist daher nicht nur ein Eingriff in die somatischen Strukturen des Menschen, wie es das reduktionistisch-organmedizinische Krankheitsverständnis suggeriert, sondern ebensosehr ein Eingriff in die psychophysische Integrität des Menschen. Betroffen ist die Leib-Seele-Geist-Einheit des Menschen oder die innere Stabilität eines homöostatischen Systems, um diesen Begriff der „Homöostase" von *Cannon* in einem erweiterten Sinne zu gebrauchen.

Kein intensivtherapiepflichtiger Patient kann sich sicher sein, nicht schon im nächsten Moment aufgeschreckt zu werden von einem Hinweis wie: „Es wird mal kurz etwas kalt und hart im Rücken, denn wir müssen Sie röntgen" oder „Ich werde jetzt den Schleim aus Ihrer Lunge absaugen, das wird für einen Moment unangenehm!" Alle diese vielfältigen Manipulationen am und mit dem Patienten sind gut begründbar und notwendig. Die Frage ist nur, ob diese Tätigkeiten tatsächlich zu diesem Zeitpunkt durchgeführt werden müssen und ob nicht manchmal dem Patienten besser geholfen wäre, wenn seinem Ruhebedürfnis höhere Priorität zugebilligt würde. Häufig scheint es, als sei nicht das gesamte Behandlungsteam für den Patienten da, sondern umgekehrt, als habe der Kranke 24 Stunden am Tag Ärzten, Pflegekräften, Krankengymnasten, diagnostischen Abteilungen und Besuchern zur Verfügung zu stehen.

Aber gerade der schwerkranke Mensch benötigt Raum und Zeit für sich. Zeit, in der ein gesunder Mensch ein Buch liest, in die Sauna geht oder Entspannungstechniken durchführt, wie z. B. Yoga, progressive Muskelentspannung, autogenes Training, etc. (Im Rahmen dieser Arbeit sollen nur die Notwendigkeit und die Indikationen für die Anwendung von Entspannungsmasssagen für Intensivpflegepatienten begründet und exemplarisch eine Technik dargestellt werden. Eine ausführliche Beschreibung der einzelnen Entspannungstechniken würde den Rahmen dieses Buches sprengen). Es sollten Zeiten für die Patienten geschaffen werden, in denen sie einfach „nichts" tun sollen, Zeiten für Ruhe und Entspannung. Diese Zeiten müssen *geplant und gekennzeichnet* sein, damit sich alle Mitglieder des therapeutischen Teams darauf einstellen können. Es gibt Situationen im pflegerischen Umgang mit Patienten, in denen „therapeutisches Nichtstun" und ruhiges da sein von großer Bedeutung sein können, da sie ein großes Maß an Geborgenheit vermitteln und zur Vertrauensbildung beitragen (Großmann-Schneyder, 1992).

Psychische Betreuung ist nicht etwas, das „auch noch" dazu gehört, sondern „intensive" Tätigkeit, die alle anderen Aktivitäten durchdringen und bestimmen muß und von der die Heilung oft genauso beeinflußt wird wie von der Therapie. Ob die Krankenpflege wieder zu dem wird, was sie ihrem Wesen nach sein sollte, ein Heilberuf, hängt weniger davon ab, ob wir spezielle Massagegriffe und Entspannungstechniken erlernen und anwenden, als vielmehr davon, ob wir uns der Berührung, die wir jeden Tag anwenden, wieder bewußter werden. Liliane Juchli sagt dazu: „Krankenpflege ist auch, wenn wir die eigenen Hände als Schmerzmittel oder als heilende Kraft erfahren[1]."

1.2 Darstellung des Problems

Der Autor dieses Buches arbeitet seit sechs Jahren in der Intensivpflege und ist Fachkrankenpfleger für Anästhesie und operative Intensivmedizin. Die Idee, intensivtherapiebedürftigen Menschen eine Möglichkeit zur psychischen Regeneration durch Entspannung zu ermöglichen, basiert auf den täglichen Erfahrungen mit der Situation der Intensivpatienten. Wer ein offenes Auge für die pausenlosen Belastungen eines Intensivpatienten hat, dem werden Lösungsansätze für diese Probleme am Herzen liegen. Viele Projekte, speziell aus dem Fachbereich der Intensivpflege, haben sich in den vergangenen Jahren mit der Lösung eben dieser Mißstände befaßt. Beispielhaft seien hier die Schaffung und Einhaltung des Tag-Nacht-Rhythmus, die Einführung musiktherapeutischer Interventionen und das Erstellen von individuellen Tagesplänen (s. Anlage) für Intensivpatienten genannt. Mit Einführung der strukturierten Tagespläne, d. h. einer gezielten Planung pflegerischer, diagnostischer und therapeutischer Maßnahmen im Tagesverlauf, ist es für die Pflegekräfte denkbar, im Rahmen der praktischen Möglichkeiten einem Patienten wirkliche, d. h. ununterbrochene, teilweise mehrstündige Ruhephasen zu gewährleisten. Der Gedanke, den psychischen Bedürfnissen der Patienten mehr Beachtung zu schenken, geht Hand in Hand mit einer ganzheitlichen Pflegeidee. Wichtige Elemente dieser ganzheitlichen Pflegeidee sind der gezielte Aufbau einer therapeutischen Beziehung (siehe dazu Bauer, 1996) und die systematische Analyse und Lösung gesundheitlicher Probleme des Patienten. Das zentrale Instrument zur Lösung von Gesundheitsproblemen des Patienten ist der Pflegeprozeß (Abb. 4).

Anhand einer speziellen Pflegeanamnese wird versucht, möglichst viele Informationen über einen Patienten einzuholen. Zu dieser Informationssammlung werden die Techniken der Befragung, der körperlichen Untersuchung und der Krankenbeobachtung genutzt. Die *Pflegeanamnese* kann nach unterschiedlichen übergeordneten Pflegemodellen strukturiert sein. Zur Strukturierung kommen einzelne Konzepte dieser Modelle in Frage. Dies können z. B. die Aktivitäten des täglichen Lebens [ATL] nach Juchli (1994[7]), Roper's Lebensaktivitäten [LA] (Roper, 1993[4]), Krohwinkel's Aktivitäten und existentielle Erfahrungen des Lebens [AEDL] (Krohwinkel, 1993), Gordon's funktionelle Verhaltensmuster (Gordon, 1996[2]) oder Orem's Selbstpflegeerfordernisse (Orem, 1996) sein. Die Informationen dienen als Grundlage zur Analyse und Formulierung von aktuellen oder

[1] Juchli, J.: Krankenpflege. 5. Auflage 1987 Georg Thieme Verlag, Stuttgart-New/York, S. 137.

Hochrisiko-Pflegediagnosen, wobei es in unserem Fall insbesondere um die aktuellen Pflegediagnosen „Schlafstörung“, „Erschöpfung“ und „veränderte Sinneswahrnehmung“ geht. Ausgehend von diesen Pflegediagnosen können in Absprache mit dem Patienten pflegerische Prioritäten gesetzt und Pflegeziele aufgestellt werden. Die zur Erreichung dieser Ziele (z. B.: „Hr. M. wird nach Anwendung der KHM ruhig und entspannt sein“) notwendigen Pflegemaßnahmen werden im Pflegeplan formuliert und in Form einzelner Pflegeinterventionen (hier: KHM) durchgeführt. Der Erfolg der pflegerischen Maßnahmen wird im Rahmen der Pflegeevaluation bewertet und evaluiert.

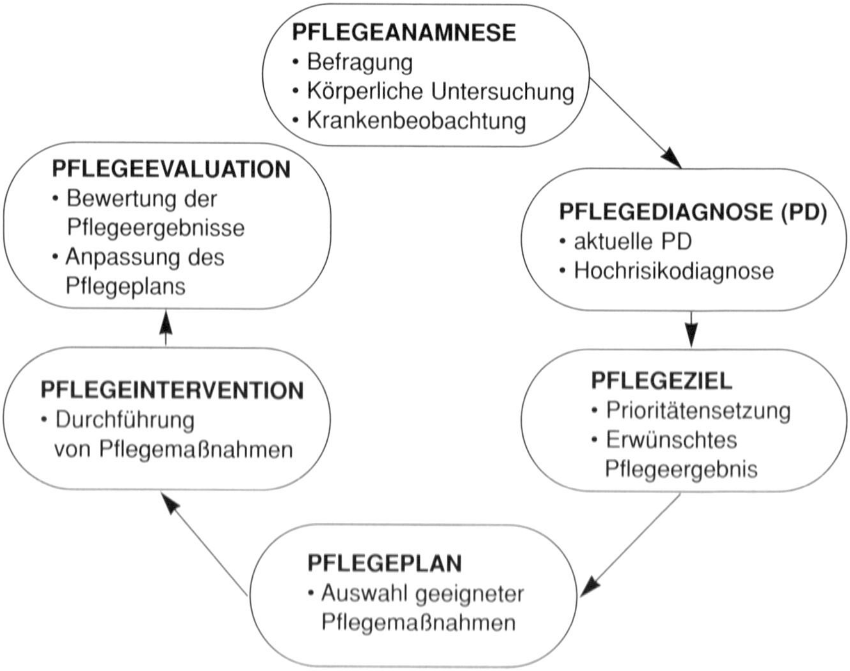

Abb. 4: Der Pflegeprozeß – Jürgen Georg©

Im Rahmen des Pflegeprozesses lernen Pflegeperson und Patient einander besser kennen, und die Pflegeperson kann die individuellen Bedürfnisse, Probleme und Ressourcen des Patienten besser erkennen und im Pflegeplan berücksichtigen. Eine wichtige Voraussetzung zur Erkennung, Befriedigung, Lösung und Nutzung von Patientenbedürfnissen, -problemen und -ressourcen ist eine kollegiale Zusammenarbeit des gesamten medizinischen, pflegerischen diagnostischen und therapeutischen Teams.

Ein Bedürfnis dürfte bei fast allen Intensivpatienten gleichermaßen vorhanden sein: das nach „Ruhe und Entspannung“! Diese Vermutung liegt in der speziellen Situation des Patienten begründet. Die Einführung von Entspannungstherapien in die Pflegepraxis soll zum einen die Kompetenz pflegerischen Handelns erweitern und andererseits ein Bewußtsein schaffen für die psychosozialen Probleme und Bedürfnisse der Intensivpatienten. Die eingangs angesprochenen Probleme sind heute und vermutlich auch in Zukunft wichtiger und relevanter als sie dies in der Vergangenheit waren. Denn der „typische“ Intensivpatient hat sich in den letzten Jahren deutlich verändert, und zwar hin zum wacheren, mobileren Patienten. Dieser Bewußtseinszustand bietet für den Verlauf der Gesundung auf der Intensivstation wesentliche Vorteile, wie z. B. im Bereich der Dekubitusprophylaxe, denn mit zunehmender Mobilität sind Patienten auch weniger dekubitusgefährdet. Weiterhin lassen Patienten sich frühzeitiger und problemloser von der Beatmung entwöhnen. Bei aller Freude und Zufriedenheit über diese eher medizinisch motivierten Veränderungen in der Intensivmedizin, sollten speziell wir Intensivpflegekräfte nicht vergessen, daß ein wacher Patient mehr Zuwendung und entspannende Ruhephasen benötigt als ein tief sedierter Patient. Meiner Meinung nach ist es Aufgabe der Intensivpflege, diesem Bedürfnis der Patienten Rechnung zu tragen und eine humanere Intensivpflege zu ermöglichen. Ich glaube, daß die Einführung von Entspannungsmethoden für Intensivpatienten einen Beitrag leisten kann, um diesem großen Ziel ein kleines Stück näher zu kommen.

1.3 Differenzierung des Problems

Jährlich werden in der Bundesrepublik viele Patienten aufgrund von vorübergehenden Störungen ihrer Vitalfunktionen auf Intensivtherapiestationen behandelt. In den alten Bundesländern allein ca. 1,3 Millionen (Doeffinger 1991). Der typische Intensivpatient ist intubiert und beatmet. Sein Tag besteht daraus, umfangreichen Therapie- und Überwachungsmaßnahmen aller beteiligten therapeutischen sowie pflegerischen Fachdisziplinen zur Verfügung zu stehen. Diese Ausdrucksweise mag dem einen oder anderen übertrieben erscheinen, ich möchte sie dennoch wählen, um das Problem der Ruhelosigkeit auf Intensivtherapiestationen etwas stärker zu pointieren. Noch bis vor wenigen Jahren waren beatmete Intensivpatienten in der Regel tief sediert und zum Teil sogar relaxiert, so daß die Intensivtherapie zumeist nicht bewußt miterlebt wurde. In den letzten Jahren hat sich sowohl in der Pflege als auch in den diversen therapeutischen Bereichen ein Wandel vollzogen. Besonders seit der Einführung moderner Beatmungsformen, wie zum Beispiel BIPAP (= Biphasic Positive Airway Pressure), welche eine immer bessere Adaptation der Beatmungsgeräte an die Bedürfnisse des Patienten zulassen, ist es möglich, den Patienten weniger zu sedieren und nur noch in seltenen Ausnahmefällen zu relaxieren. Der Patient hat die Möglichkeit aktiv mitzuarbeiten und so seinen Heilungsprozeß zu unterstützen. Allerdings stellt ein Patient in einem wacheren Bewußtszustand auch höhere Ansprüche an die Pflege. Die Pflege sollte sich vor allem an den Ressourcen und an den Selbstpflegefähigkeiten (Orem, 1996) des Patienten orientieren. Zur Selbstpflegefähigkeit eines gesunden Menschen gehört es auch, sich auszuruhen, um eine Überlastung sowie Streßüberflutung des Organismus zu vermeiden. Jeder Mensch entwickelt im Laufe seines Lebens Möglichkeiten, um sich selber für eine Zeit aus dem aktiven Geschehen zurück- oder herauszunehmen. Dem einen mag dies durch Saunagänge, dem anderen durch das Hören klassischer Musik gelingen. Die Methoden sind so individuell wie es die Menschen auch sind. Durch die Erkrankung, welche eine Intensivtherapie notwendig macht, sind die Patienten stark in ihrer persönlichen Handlungskompetenz eingeschränkt. Das macht ein eigenständiges Aufrechterhalten dieser Regenerationstechniken unmöglich. Hier sind die Intensivpflegekräfte gefordert dem Patienten, unter Beachtung seiner individuellen Ressourcen, solche Entspannungsphasen zu ermöglichen. Bedingt durch regelmäßige Kontroll-, Therapie- und Pflegemaßnahmen werden wichtige Ruhe- und Schlafphasen zerstückelt. Im Extremfall wird der Tag- und Nachtrhythmus aufgehoben, was eine zeitliche und zumeist auch eine örtliche Orientierung unmöglich werden läßt. Hannich beschreibt 1987, daß es bei intensivtherapiepflichtigen Patienten aufgrund der Geräuschkulisse, welche durch die Beatmungsgeräte entsteht, zu einem Zustand sensorischer Monotonie kommt. Andererseits kommt es aber auch zu einer sensorisch indifferenten Überstimulation. Gemeint ist damit ein Zustand, der keine Erholung zuläßt. Plötzlich auftretende Geräusche, wie das Entleeren von Müllsäcken im Zimmer oder das Aufreißen von Einmalverpackungen, Lichtimpulse bei der Überprüfung der Pupillenreaktion oder die für den Patienten fremden und beängstigenden Geräusche einer plötzlich entstandenen Notsituation, sind für den Patienten nicht einzuordnen. Einen weiteren Belastungsfaktor für die Patienten einer Intensivstation stellen die häufigen Störungen ihres Schlafes dar.

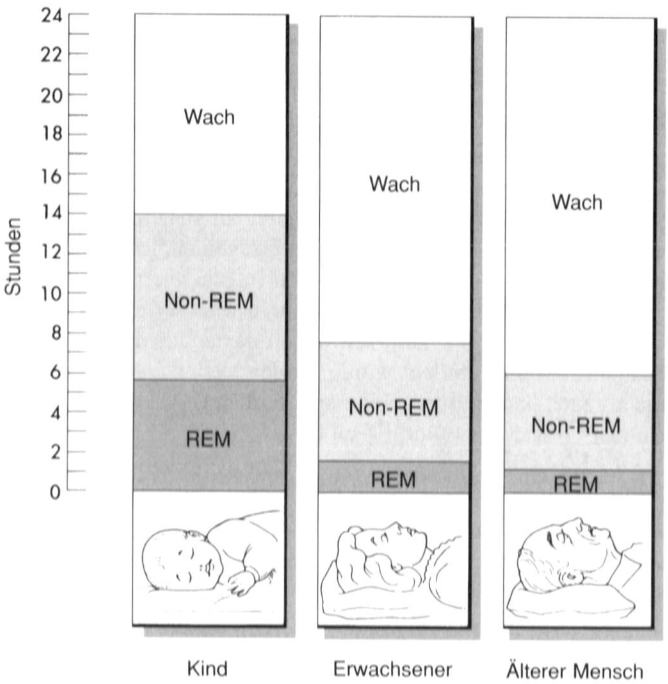

Kinder: REM-Schlaf – ca. 40 % der Gesamtschlafdauer
Erwachsene: REM-Schlaf – ca. 20 % der Gesamtschlafdauer
Ältere Menschen: REM-Schlaf – ca. 20 % der Gesamtschlafdauer.
Die Gesamtschlafdauer ist leicht reduziert.

Abb. 5: Schlaf-Wach-Zyklen im Laufe der Lebensspanne. Aus: Christensen, B./Kockrow, E.: Foundations of Nursing. Mosby, St. Louis, 1995.

Der Mensch träumt nicht nur in der REM-Phase (Abb. 5), der „Traumphase" des Schlafes, die durch schnelle Augenbewegungen „**R**apid **E**ye **M**ovements" gekennzeichnet ist, sondern auch in den anderen Schlafstadien. Den Intensivpatienten betreffend, interessiert uns besonders die Einschlafphase, deren Träume auch als „hypnagoge" Halluzinationen bezeichnet werden. Hypnagoge Halluzinationen reihen sich an den zuvor gedachten Gedanken an und zeichnen sich durch visuelle und akustische Merkmale aus. Die Einschlafphase wird nach Erkenntnissen aus dem Schlaflabor in drei Phasen eingeteilt:

1. Das „Ich" kann die hypnagogen Halluzinationen noch bis zu einem gewissen Grad steuern.
2. Das Bewußtsein, sich in einer experimentellen Situation zu befinden, tritt in den Hintergrund. Das „Ich" wird zum passiven Beobachter.
3. Der Verlust des Realitätsbezuges tritt ein. Das „Ich" wird stärker in den Traumverlauf mit einbezogen.

Fast jede dieser Phasen ist bei vielen Intensivpatienten beobachtbar. Da ein Intensivpatient durchschnittlich alle 104 Sekunden eine Änderung seines unmittelbaren Umfeldes erfährt (Wendt, 1983), sind Unterbrechungen der Einschlafphase die Regel. Dies führt bald zu Orientierungs- und Wahrnehmungsstörungen des Patienten, der Bezug zur Realität geht in der Folge verloren (Hannich, 1987, Klapp, 1985). Die Auswirkungen des Ruhe- und Schlafentzuges, so wie sie beschrieben wurden, sind bei vielen Intensivpatienten zu beobachten, daher fordert Friesacher (1993), daß Ansätze und Konzepte in die Pflege integriert werden müssen, welche geeignet sind, diese Situation positiv zu beeinflussen. Einen solchen Ansatz bietet nach den bisherigen Erfahrungen des Autors die Anwendung von Entspannungsmethoden auf der Intensivstation.

In den Jahren 1994 und 1995 wurden dazu an der Universitätsklinik in Münster zwei Studien zum Thema Entspannungsmethoden in der Intensivpflege durchgeführt. Beschrieben wurde eine Form der Kopfhautmassage (siehe Kapitel 10 und 14), die geeignet sein sollte, Intensivpatienten zu entspannen. Inhalt und Ziel der beiden vorgestellten Arbeiten ist es, den Einfluß von Entspannungsmethoden auf das Wohlbefinden von Intensivpatienten zu beschreiben. Als Instrument gilt die Methode Kopfhautmassage (KHM). Es wird versucht, die Wirkung der KHM aus möglichst vielen Richtungen zu beleuchten und die mögliche Akzeptanz für eine Anwendung der KHM durch Patienten und Pflegepersonen im Rahmen von Selbsterfahrungen und Befragungen zu überprüfen.

1.4 Die intensivmedizinische Behandlung aus der Sicht der Patienten

Ein weiteres Problem bei der Betreuung intensivpflegebedürftiger Menschen liegt in der Tatsache begründet, daß die auf der Station Tätigen zumeist kein Feedback von „ihren" Patienten erhalten. Sobald sich der Patient auf dem Weg der Genesung befindet, wird er in aller Regel verlegt. Auf diese Art und Weise wird den Pflegekräften die Chance zum Reflektieren ihrer eigenen Arbeit genommen. Wenn nicht einige wenige Patienten von Zeit zu Zeit einen netten Dankesbrief schreiben würden oder – noch seltener – nach erfolgter Genesung selber auf der Intensivstation vorstellig würden, hätten wir praktisch keinen Kontakt mehr zu diesen Menschen. Das Problem liegt darin, daß viele Intensivpflegekräfte nicht um die speziellen Belastungen der Patienten wissen. Daher halte ich es für ausgesprochen wichtig, sich mit dem einen oder anderen Patienten nach erfolgreicher Behandlung noch einmal zu unterhalten. Im Rahmen eines solchen Gespräches könnten positive sowie negative Erinnerungen des Patienten an die Zeit auf der Intensivstation eruiert werden, um daraus für die tägliche Arbeit zu lernen. Nach einer Untersuchung von Hannich aus dem Jahre 1987, bei der im Rahmen einer katamnestischen Befragung ehemalige Patienten zu ihrem Erleben auf der Intensivstation befragt wurden, stellen sich grundsätzlich zwei Perspektiven dar. Erstens das Erleben der unmittelbar Betroffenen (Patienten) und zweitens das Erleben der mittelbar Betroffenen (Angehörige, Pflegepersonal, Ärzte). An dieser Stelle soll die Sichtweise der Pflegekräfte und die der Patienten besonders berücksichtigt werden, da sie für die Frage, ob es auf der Intensivstation einen Bedarf für Entspannungsmethoden gibt, sehr wichtig erscheinen.

Prof. H. J. Hannich verschickte Fragebögen an ehemalige Intensivpatienten. Nach Auswertung der Fragebögen zeichnete sich ein auffallend positives Bild der Patienten von der Intensivbehandlung ab. Das demonstrieren auch die folgenden Zahlen: 94 % der Patienten hatten das Gefühl, der Intensivstation ihr Leben zu verdanken, 97,3 % würden sich in einer vergleichbaren Situation wieder dort behandeln lassen und 70,4 % schätzten die Betreuung auf der Intensivstation im Vergleich zur Normalstation als angenehmer ein. Diese Daten sollten jedoch kritisch beurteilt werden, da davon auszugehen ist, daß bei vielen Patienten im nachhinein intrapsychische Schutzmechanismen zu greifen beginnen, welche die Erinnerung beeinflussen. Außerdem darf der Einfluß, den die dankbare Grundhaltung des Patienten gegenüber dem Behandlungsteam auf die Beantwortung des Fragebogens hat, nicht unterschätzt werden. Klapp und Scheer (1978) warnen davor, die positive Einstellung der Patienten allein auf die beruhigenden Sicherheitsaspekte der Intensivbehandlung zurückzuführen. Ihrer Ansicht nach wird die beschriebene Patientenhaltung durch Gefühle der Dankbarkeit, Verpflichtung und Abhängigkeit mitgeprägt. Denn in persönlichen Gesprächen äußern viele Patienten, wie sehr sie unter dem Schlafentzug, den ständigen Unterbrechungen und der Anspannung während ihrer Intensivzeit gelitten haben. Kurz: die angesprochene Arbeit von Hannich spiegelt nur wider, wie sich die Patienten aus verschiedensten Motivationen heraus über die Intensivmedizin äußern, nicht unbedingt, wie sie sie wirklich erlebt haben. Viele Patienten sprechen von einer ständigen Angst, einer Ruhelosigkeit, welche sie immer mehr in die psychische Erschöpfung hineintreibt. Wer kennt nicht die Augen einiger Patienten, die nach einer langen Zeit auf der Intensivstation wie ausgebrannt wirken. Viele von ihnen blicken nur noch in die Ferne, sind „fertig mit der Welt". Daß dieser Zustand als gegeben und unabänderlich hingenommen wird, hat viele Gründe, die im folgenden skizziert werden sollen.[2]

[2] Zu empfehlen ist in diesem Zusammenhang die Lektüre von J. Schara (Hrsg.): Humane Intensivtherapie. Perimed Verlag, Erlangen, 1982

1.5 Die Situation des Pflegepersonals

Die tägliche Präsenz des Leidens erfordert von den Intensivschwestern und -pflegern eine spezielle Form des Umgangs. Sie müssen einfühlsam sein, sowohl im Umgang mit den Patienten als auch deren Angehörigen. Sie stellen den wissenden, mit all der Technik vertrauten Teil des Behandlungsteams dar, der für Angehörige und Patient jederzeit zugänglich ist. Sie kümmern sich um psychische Ausnahmesituationen, sofern diese nicht medikamentös therapierbar sind und vieles andere mehr. In all diesen speziellen Situationen kommen Intensivpflegekräfte nicht umhin, eine besondere Einfühlsamkeit zu entwickeln. Einfühlungsvermögen kann jedoch auch hinderlich sein. Wenn sich Pflegekräfte in besonders schicksalhafte Situationen einfühlen müssen, beginnt ein emotionaler Drahtseilakt zwischen ihrer Rolle als Pfleger/Schwester und ihren eigenen Anteilen an der Situation, die u. U. Trauer, Wut, Macht- und Hilflosigkeit auslösen können. Häufig muß man anders reagieren als man empfindet, um seinem Rollenverständnis gerecht zu werden. Dies führt zu meist unaufgehobenen Konflikten, die über eine lange Zeit bestehen bleiben und ist vielleicht eines der größten Probleme im Umgang mit Intensivpatienten. Schara postuliert 1982, es gäbe keinen prinzipiellen Unterschied zwischen Folter und dem, was ein Intensivtherapiepatient im Laufe seiner Behandlung u. U. durchmachen muß. Diesen Umstand zum Wohle des Patienten zu ignorieren ist keine leichte Aufgabe. Um dennoch in diesem Bereich tätig zu sein, muß das Personal gewisse Einschränkungen für den Patienten als unabänderlich hinnehmen. Einige dieser Einschränkungen sind jedoch bei weitem nicht so unabänderlich, wie sie häufig erscheinen mögen. Zum Beispiel die ständigen Unterbrechungen, die Geräuschbelästigung auf der Station, kurz die Tatsache, daß die Patienten auf der Intensivstation nie besonders viel Ruhe bekommen. Solange noch keine Lösungen für derartige Probleme bestehen, ist es legitim, zunächst einmal gewisse Mißstände als gegeben hinzunehmen, schon allein um handlungsfähig zu bleiben. Wenn sich jedoch eine Möglichkeit zur Verbesserung der Situation ergibt, ist es unsere Pflicht, sie eingehend zu prüfen und wenn möglich die Situation zu verändern.

Nach einer Studie von Klapp und Scheer aus dem Jahre 1978 schätzt das Personal der Intensivstation die Belastung für den Patienten wesentlich höher ein als er oder sie selber. Die Ursachen für die hohe Belastung der Patienten wurden vornehmlich in der intensivmedizinischen Behandlung gesehen. Als Ursache dieser Wahrnehmungsdiskrepanz zwischen Patienten und Personal vermuten die Autoren Angst-, Unsicherheits-, Insuffizienz- und Schuldgefühle auf Seiten des Personals, die durch den ständigen Umgang mit vital bedrohten Patienten immer wieder aktualisiert werden. Der Ruhe- und Schlafentzug des Patienten hat also auch Auswirkungen auf das Intensivpflegepersonal. Wenn Friesacher, wie schon im Kapitel über die Situation des Intensivpatienten erwähnt, fordert, daß Konzepte eingeführt werden sollten, welche die Situation des Patienten positiv beeinflussen können, dann wird hier möglicherweise nicht die Forderung nach einem allgemeingültigen Konzept laut, sondern vielmehr die nach einer Neuorientierung der Intensivpflege im Rahmen der Professionalisierung der Krankenpflege. Ein Überdenken der bisher gemachten Erfahrungen, das Erkennen von Defiziten und das Erstellen geeigneter Lösungsansätze. Die Anwendung von Entspannungsmethoden, das Halten der Hand eines Kranken, einfach nur da sein oder beruhigende Einreibungen, all das sind Zeichen von „Menschlichkeit und Anteilnahme am Leben des erkrankten Menschen". Dies sind Grundmaximen unserer pflegerischen Arbeit, die wir wieder mehr ins Zentrum unseres Bewußtseins rücken sollten. Leider kommen diese Aspekte einer empathischen Pflege, durch den Zeitdruck, dem das Personal auf der Intensivstation unterliegt, häufig zu kurz.

2 Literaturüberblick

1975 definiert Watson „Berührung“ als äußerlichen, physischen Kontakt zwischen zwei oder mehr Individuen. Diese Definition läßt insofern etwas vermissen, als sie lediglich äußerlichen Kontakt beinhaltet. Tutton (1987) erweitert diese Definition um den Transfer von Gefühlen und Energie zwischen zwei und mehr Individuen. Es gibt zahlreiche Beispiele für professionelles Berühren in der täglichen Pflegepraxis. Pflegepersonen halten die Hand „ihres“ Klienten während einer schmerzhaften Untersuchung oder ermutigen ihn durch eine aufmunternde Berührung an der Schulter (Abb. 6).

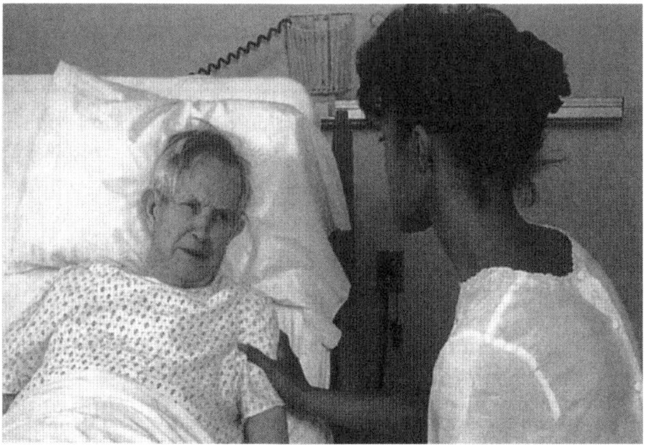

Abb. 6: Aufmunternde, Vertrauen schaffende Berührung. Aus: Elkin/Perry/Potter: Nursing interventions & Clinical Skills. Mosby, St. Louis, 1996

Berührungen verschiedenster Qualität bestimmen also das pflegerische Handeln. Insofern werden Pflegepersonen aufgrund ihrer Schlüsselposition bei der Betreuung kranker Menschen zu Recht als „Berührungsprofis“ bezeichnet. Die Eigenart der pflegerischen Arbeit erlaubt Pflegepersonen vergleichsweise früh einen sehr intimen Kontakt, wie er zum Beispiel bei einer Ganzkörperwaschung (Abb. 7) oder Intimpflege (Abb. 8) unerläßlich ist.

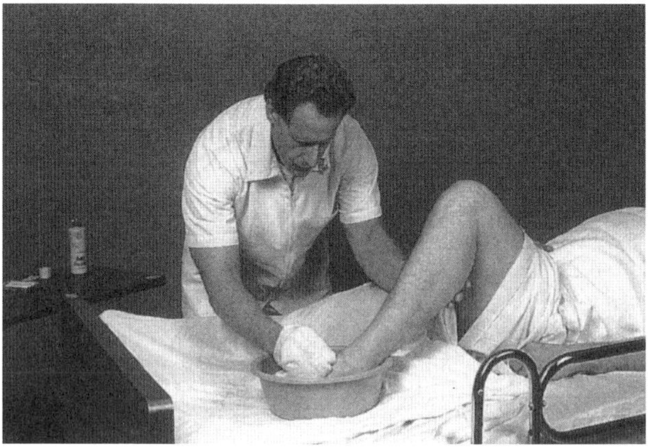

Abb. 7: Fußbad im Rahmen der Ganzkörperwäsche. Aus: Christensen, B./Kockrow: Foundations of Nursing. Mosby, St. Louis, 1995

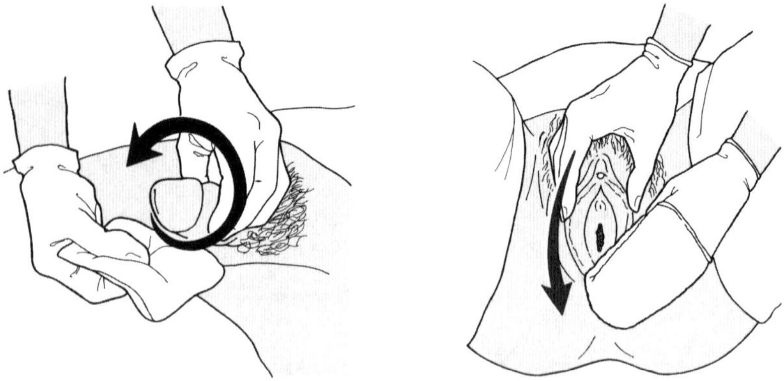

Abb. 8: Intimpflege bei Mann (a) und Frau (b). Aus: Georg/Enders/Vef: Pflege daheim, Wiesbaden, 1995

Berühren ist also ein integraler Bestandteil unserer pflegerischen Arbeit. Aber wie oft nutzen wir Berührung adäquat und bewußt? Haben Schwestern und Pfleger während ihrer Ausbildung die Möglichkeit, verschiedene Berührungsqualitäten zu erlernen und sich ihres Nutzens bewußt zu werden? – An den meisten Krankenpflegeschulen in Deutschland sicherlich nicht. Positiv erwähnt werden sollen an dieser Stelle jedoch anthroposophische Kliniken, wie beispielsweise das Gemeinschaftskrankenhaus in Witten/Herdecke. Hier stellen Rhythmische Einreibungen seit Jahren ein festes Fach im Rahmen der Krankenpflegeausbildung und -fortbildung dar. Außerdem werden im Bereich der „Sinneslehre" Selbsterfahrungsübungen an- und miteinander ausgeführt. Es wäre wünschenswert, diese Lehrformen und Pflegeinterventionen in die Curricula aller Krankenpflegeschulen aufzunehmen, um in Zukunft mehr von diesen Pflegehandlungen profitieren zu können. Denn der Umgang mit der eigenen Berührung und dem Berührt werden durch andere kann einen Wandel des Bewußtseins bewirken, der auf viele Tätigkeiten unseres Arbeitslebens einen sehr positiven Einfluß haben könnte.

In der Literatur finden sich zahlreiche Hinweise für ein großes Interesse am Thema Berührung. Wie Estabrooks 1987 zeigt, war das Interesse am Thema Berührung im frühen 19. Jahrhundert sehr groß. In den 80er Jahren dieses Jahrhunderts erlebte dieses Thema eine Renaissance in der pflegerischen Fachliteratur. Ein Grund für dieses neue Interesse könnte die Tatsache sein, daß, wie Murphy (1984) nachweist, das Wohlbefinden der Patienten durch moderne, inhumane Krankenhausorganisationsformen stark beeinträchtigt wird. Naisbett beschreibt 1982, daß sich Pflegepersonen in einer Schlüsselposition befinden, die es ihnen ermöglicht, durch einen hohen Anteil an persönlichem Kontakt das Wohlbefinden des Klienten in einem unpersönlich organisierten Krankenhaus zu fördern. In den letzten Jahren hat sich die Krankenpflege von dem Modell der rein medizinisch orientierten Betreuung zugunsten eines ganzheitlichen Pflegekonzeptes abgewandt (Pearson & Vaughan 1986). Ähnliche Vorstellungen und Zielsetzungen zwischen der Krankenpflege und sogenannten adjuvanten, komplementären Therapien haben viele Pflegekräfte dazu bewegt, ihre pflegerische Kompetenz in diese Bereiche auszuweiten (Holmes 1986, Tutton 1987, Wise 1989). Daß dieses

Vorgehen neben anderen Vorteilen, wie zum Beispiel größerer Arbeitszufriedenheit und geringeren Fluktuationsraten, auch die Pflegequalität verbessern konnte, zeigten Pearson et al. (1988). In der aktuellen Literatur spielt Berührung hauptsächlich als eine Form der nonverbalen Kommunikation eine Rolle (siehe hierzu den hervorragenden Artikel von B. S. Johnson (1965) „The meaning of touch in Nursing").

Die vorliegende Arbeit richtet sich naturgemäß zunächst einmal an Intensivpflegekräfte. Aber auch anderen Berufsgruppen sei die Lektüre der beiden Studien zum Thema „Entspannung" angeraten, denn es handelt sich um einen Themenbereich, der, so scheint es, in der Intensivmedizin schlicht und einfach vergessen wurde. Intensivschwestern und -pfleger sind diejenigen, welche im Verlauf des Tages die meiste Zeit am Patientenbett verbringen. Daher sind sie auch diejenige Berufsgruppe, welche sich dem Leid und den persönlichen Sorgen und Bedürfnissen „ihrer" Patienten am wenigsten entziehen kann.

3 Aspekte der Berührung

3.1 How it works: Physiologie der Kopfhautmassage – KHM

Durch Reizung der verschiedenen Sensoren unseres Körpers kommt es zu Empfindungen, welche unter dem Begriff Somatosensorik zusammengefasst werden. Die Somatosensorik umfasst drei Bereiche:

- Ekterozeption: Oberflächensensorik
- Propriozeption: Sensorik des Bewegungsapparates
- Enterozeption: Sensorik der inneren Organe

Um verstehen zu können wie eine Massage der Kopfhaut wirkt, gilt es, die dabei beteiligten Elemente zu identifizieren und ihre Wirkung unter besonderer Berücksichtigung ihrer jeweils spezifischen sensorischen Versorgung im einzelnen darzustellen. Das wichtigste Tastorgan ist die Palmarseite der Hand, über das beste Auflösungsvermögen wiederum verfügen die Fingerspitzen. Somit ist die Hand eines der wichtigsten und leistungsfähigsten Sinnesorgane unseres Körpers (Handwerker 1994) und gleichzeitig derjenige Körperteil, mit dessen Hilfe wir bei unserem Klienten Wohlbefinden und Entspannung auslösen wollen. Daher ist es für uns auch von Interesse zu wissen, welche Sensoren uns in die Lage versetzen, den Klienten zu „entspannen“ und zu „begreifen“.

3.1.1 Verschiedene Sensoren in der Haut der Hand

In der Haut der Handoberfläche finden sich unter anderem vier Typen von Mechanosensoren:

- RA-Sensoren (Rapidly adapting)
- SA1-Sensoren (Slow adapting)
- SA2-Sensoren (Slow adapting)
- Vater-Pacini-Sensoren (PC)

Der Sensortyp kann bestimmt werden, indem man kontrollierte mechanische Reize auf das rezeptive Feld appliziert und mit Hilfe der Mikroneurographie überprüft, auf welche Reize die entsprechende Nervenfaser reagiert. Zwei Sensortypen reagieren auf langsame, kontinuierliche Dauerdeformation der Haut. Da diese Sensoren recht träge reagieren, werden sie als SA1 und SA2 (SA = Slow adapting) bezeichnet. Bei schnell zunehmender Reizintensität reagiert der RA-Sensor (RA = Rapid adapting). Er kann daher als Geschwindigkeitsdetektor bezeichnet werden. Da die oben genannten „Vater-Pacini-Sensoren“ überwiegend auf die Beschleunigungsphase von Reizen reagieren, werden sie als Beschleunigungssensoren betrachtet. Morphologisch ordnet man die SA1-Afferenzen den sogenannten „Merkel-Zellen“ zu, welche an der Epidermis-Dermis-Grenze zu finden sind. Etwas tiefer in der Haut als die Merkel-Zellen findet man, ebenfalls in der Oberhaut, die spindelförmigen „Ruffini-Kolben“, deren markhaltige Nervenfasern

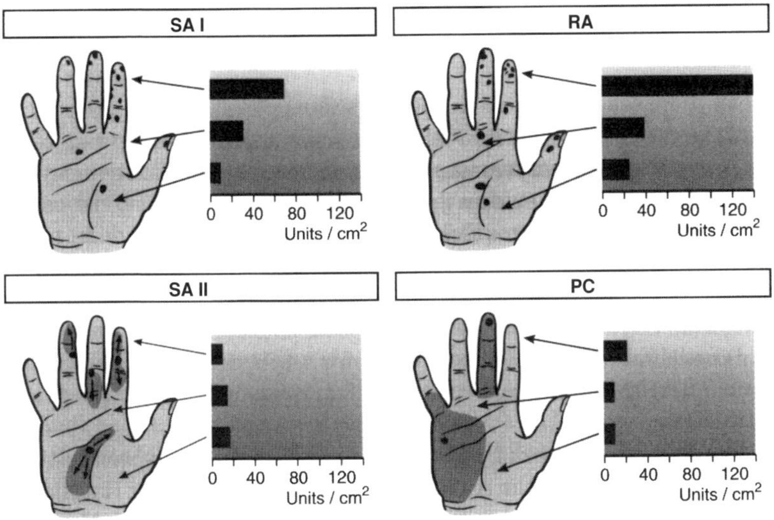

Abb. 9: Rezeptive Felder und Häufigkeitsdiagramme für 4 Mechanosensortypen der Handfläche. Aus: Schmidt, R.F. (Hrsg.): Neuro- und Sinnesphysiologie. Springer, Heidelberg, 1993

SA2-Sensoreigenschaften besitzen. Ebenfalls an der Epidermis-Dermis-Grenze auf Höhe der Merkel Zellen befinden sich die „Meissner'schen-Zellkomplexe" deren Nervenfasern RA-sensorisch versorgt sind.

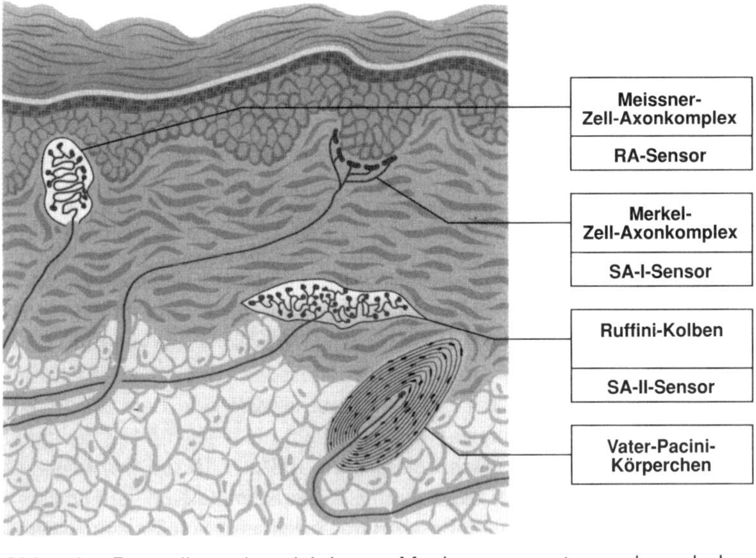

Abb. 10: Darstellung der wichtigsten Mechanosensortypen der unbehaarten Haut des Menschen. Aus: Schmidt, R.F. (Hrsg.): Neuro- und Sinnesphysiologie. Springer, Heidelberg, 1993

SA1-und RA-Sensoren haben kleine scharf begrenzte rezeptive Felder und eine hohe Innervationsdichte an den Fingerspitzen. Je höher die Sensorendichte und je kleiner die rezeptiven Felder sind, desto wahrscheinlicher werden die betreffenden afferenten Informationen über gleichzeitig aufgetretene kleinflächige Reize auch getrennt ins ZNS übermittelt. Als Folge dieser immensen Anzahl an übermittelten Informationen zeigt sich ein hohes Auflösungsvermögen, besonders an den Fingerspitzen. Dies ist für den Tastsinn von besonderer Bedeutung (Handwerker 1995).

Im Gegensatz dazu haben Vater-Pacini-und SA2-Sensoren große rezeptive Felder mit relativ niedriger Innervationsdichte. Dadurch reagieren die Vater-Pacini-Sensoren besonders empfindlich auf Vibrationen entfernt liegender Hautareale, während aus demselben Grund die SA2-Sensoren besonders empfindlich auf seitliche Hautverschiebungen reagieren.

3.1.2 Impulsentstehung und Weiterleitung

Die mechano-elektrische Transduktion, also die Umwandlung mechanischer Signale in elektrische Schwingungen beruht in der Mechanorezeptorzelle des Menschen und der Insekten auf denselben Prinzipien (Thurm U. in: Maelicke, A. 1990). Die im folgenden beschriebenen physiologischen Vorgänge sind am Insekt erforscht worden, aufgrund der eingangs erwähnten prinzipiellen Übereinstimmung sind sie auf den Menschen übertragbar. Für die Entstehung eines elektrischen Signals ist es zunächst einmal notwendig, daß eine mechanische Kraft auf eine bestimmte Zone der Zellmembran einwirkt. Die Unterseite eines Haares bei-

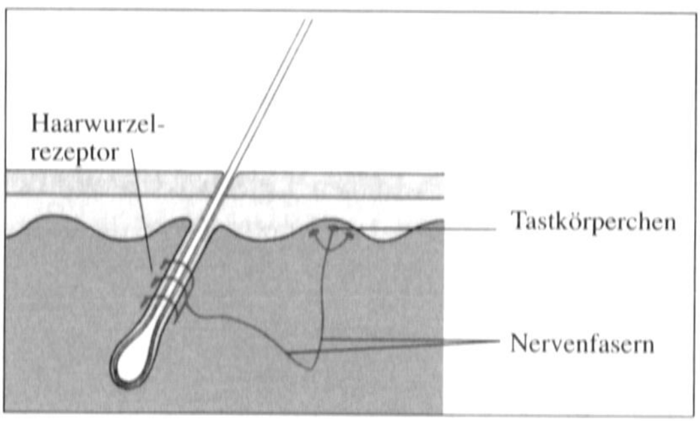

Abb. 11: Haarwurzelrezeptor. Aus: Maelicke, A. [Hrsg.]: Vom Reiz der Sinne. VCH, Weinheim, 1990

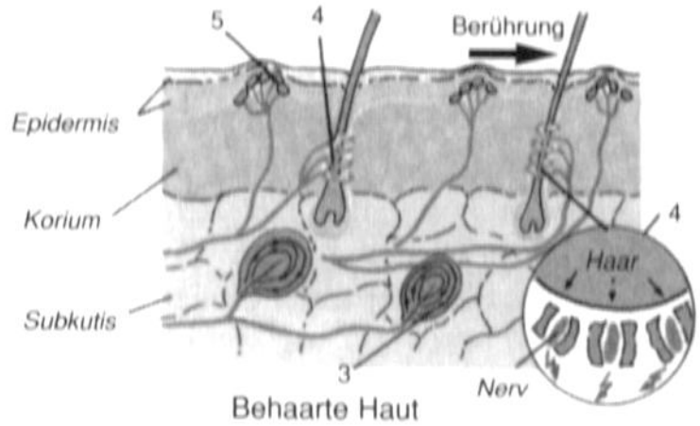

3 = Pacinische Körperchen;
4 = Haarwurzelrezeptoren;
5 = Merkel-Zellen

Abb. 12: Berührungsreiz auf Hautrezeptoren der behaarten Haut. Aus: Silbernagel, S./Despopoulos, A.: Taschenatlas der Physiologie. Thieme, Stuttgart, 1983

spielsweise, ist mit der Zellmembran an der Spitze einer Mechanorezeptorzelle verbunden.

Das Haar ist wie ein zweiarmiger Hebel, beweglich in der Zellwand der Sinneszelle gelagert. So übt es schon bei kleinsten Auslenkungen Druck oder Zug auf die Zellmembran aus. Wenn die Haarkante Druck auf die Zellmembran ausübt, kommt es zur Öffnung von Ionenkanälen. Unter der Wirkung von Spannungsquellen, welche durch die chemische Energie aus dem Zellstoffwechsel kontinuierlich aufgeladen werden, fließt nun Strom durch die Membran in die Zelle und durch die Nachbarzellen wieder zurück. Diesen Strom bezeichnet man als Rezeptorstrom, den man mit speziellen Verfahren ableiten kann. Dieses vermehrte Vorhandensein elektrischer Energie innerhalb der Sinneszelle führt naturgemäß zu einer Änderung des Rezeptorpotentials, welches die Spannung über den Zellmembranen bezeichnet. Je stärker der Reiz, desto höher das Rezeptorpotential. Überschreitet dieses einen bestimmten „Schwellenwert", kommt es zur Auslösung eines sogenannten Aktionspotentials, welches als afferenter Reiz über Nervenbahnen zum Zentralnervensystem weitergeleitet wird.

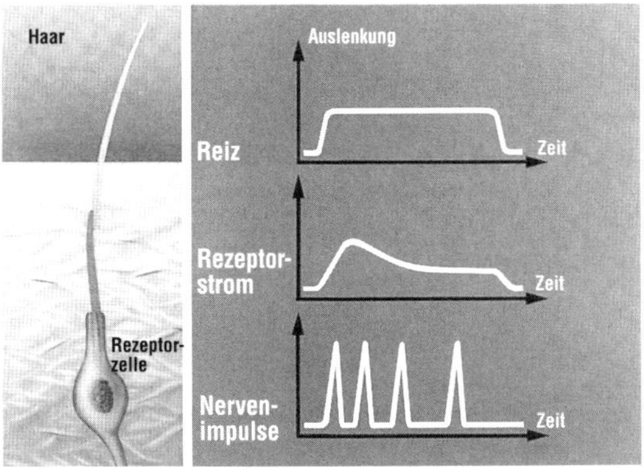

Abb. 13: Reiz, Rezeptorstrom und Aktionspotentialbildung. Aus: Maelicke, A.: [Hrsg.]: Vom Reiz der Sinne. VCH, Weinheim, 1990

Nach U. Thurm spricht vieles dafür, daß jeder Teil der membranstabilisierenden Strukturen der Sinneszelle einen Ionenkanal schaltet. Diese direkte Form der Steuerung könnte eine Erklärung für die hohe Geschwindigkeit sein, mit der eine mechanische Kraft in einen Rezeptorstrom umgewandelt wird. Für die Kopfhautmassage relevant ist die Tatsache, daß der Rezeptorstrom um so stärker und die Membranspannung um so mehr geändert wird, je intensiver der Reiz ist. Das heißt, es gibt die Möglichkeit, eine Berührung in ihrer Intensität und Qualität zu unterscheiden, beispielsweise als zartes Streicheln oder festes Zupacken. Diese Entsprechung stößt auf gewisse Grenzen, wenn alle Ionenkanäle offen oder geschlossen sind. Man könnte hier auch von einer Erregbarkeitsgrenze sprechen; d. h., eine Berührung, wenn sie über längere Zeit mit einem Druck, der oberhalb dieser Grenze liegt, unverändert beibehalten wird, ist nicht mehr differenzierbar. Für die Kopfhautmassage bedeutet dies, daß die angewandten Griffe und Berührungen im Zentralnervensystem um so differenzierter wahrgenommen werden können, je abwechselungsreicher, zarter und punktueller die Massage durchgeführt wird. Wie aber werden nun diese mechano-elektrischen Reize weiterge-

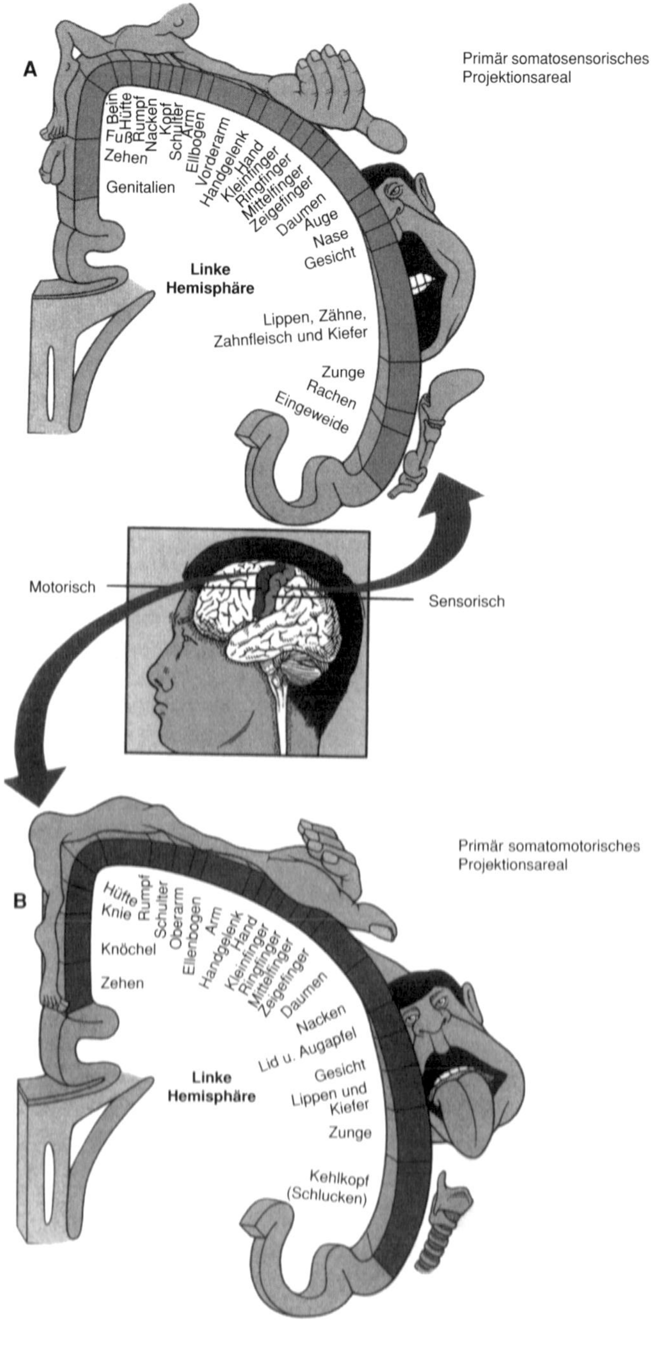

Abb. 14: Primäre sensorische und motorische Projektionsfelder der Großhirnrinde. Aus: Thibodeau, G.A./Patton, K.T.: Anatomy & Physiology. Mosby, St. Louis, 1996

leitet? Keine Nervenzelle könnte ein so guter Leiter sein, als daß nicht etwas von der Information verloren ginge. Dabei bedient sich die Natur eines sehr alten Verfahrens, das bereits bei frühesten mehrzelligen Lebewesen nachweisbar ist. Die Umkodierung des Signals aus Stromgröße und -spannung in eine Wiedergabe durch den Zeitabstand zwischen gleichbleibenden Impulsen (Frequenzmodulation). Das heißt: Die Stromstärke wird durch die Impulsfrequenz wiedergegeben. Dabei ist die Frequenz um so höher je stärker der Strom ist. Auf diese Weise wird der Weg von der Sinneszelle zum zentralen Nervensystem praktisch verlustfrei überbrückt.

3.1.3 Zerebrale Projektion und Verarbeitung

Die afferenten Fasern der Neurone stellen sich im Bereich der Hirnrinde als somatosensorische Areale dar. Als Bereiche des Cortex, auf welche die afferenten Reize gleichsam einer Leinwand projiziert werden. Daher bezeichnet man diese Orte als Projektionsareale. Diese Projektionsareale sind für die sensorischen Bereiche mit großem Auflösungsvermögen wie Fingerkuppen oder Zungenspitze (Abb. 14) besonders groß, da die ankommenden Reize sehr differenziert, d. h. als eine sehr große Anzahl von Einzelreizen, im Gehirn ankommen.

Das Verknüpfen von taktilen Sensationen ist eine höhere Leistung des Zentralen Nervensystems. Daher lassen sich im Cortex neben den Projektionsfeldern der betreffenden Afferenzen auch sogenannte Assoziationsfelder identifizieren (Abb. 14).

Mit deren Hilfe es möglich ist, bestimmte taktile Sensationen in Erinnerungen zu verwandeln bzw. diese in einen bestimmten Kontext zu setzen. Im Falle des Tastsinnes ist dafür das parietale Assoziationsfeld zuständig, das sich dorsal an das somatosensorische Projektionsfeld im Gyrus postzentralis anschließt (Abb. 15).

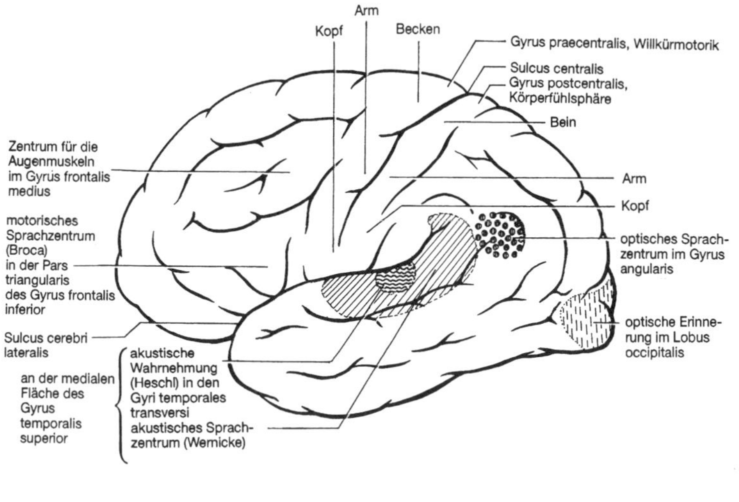

Abb. 15: Rindenfelder auf der Außenfläche der linken Großhirnhemisphäre. Aus: Bertolini, R. [Hrsg.]: Systematische Anatomie des Menschen. Ullstein Mosby, Berlin/Wiesbaden, 1995

In bezug auf die KHM ist daran zu denken, daß jede neue Berührungsform oder -qualität eine ganz individuelle Erinnerung auslösen kann. Dies könnte eine Erklärung für gelegentlich auftretende, negative Patientenreaktion sein.

3.2 Formen der Berührung

Sims (1986a) unterscheidet zwischen drei verschiedenen Formen der Berührung:
1. **Instrumental touch**
2. **Expressive touch**
3. **Therapeutic touch**

3.2.1 Instrumental touch

Instrumental touch (IT) wird 1975 von Watson als physischer Kontakt zur Durchführung einer Maßnahme wie z. B. Blutdruckmessung (Abb. 16) oder einer aseptischen Technik (ZVK-Anlage, Verbandwechsel, etc.) beschrieben. Watson fand heraus, daß die von Pflegekräften durchgeführten Berührungen primär instrumenteller Natur sind.

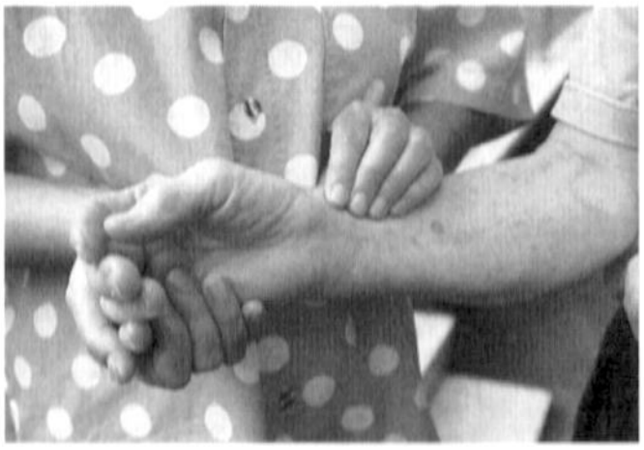

Abb. 16a: Pulsmessung

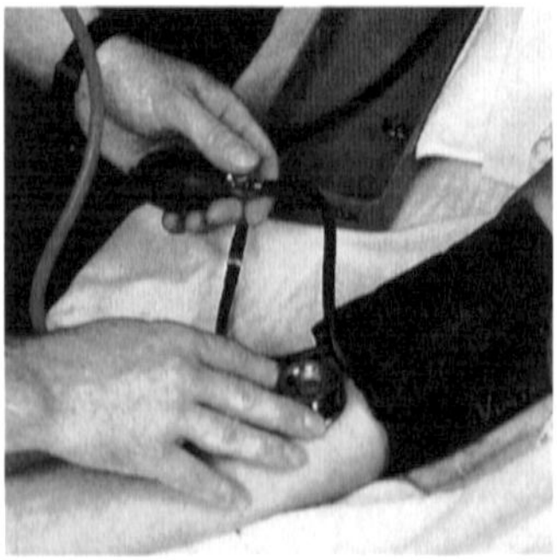

Abb. 16b: Blutdruckmessung

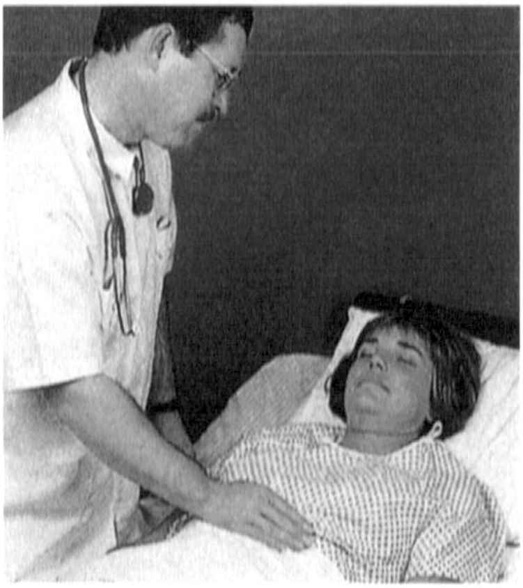

Abb. 16c: Zählen der Atemzüge

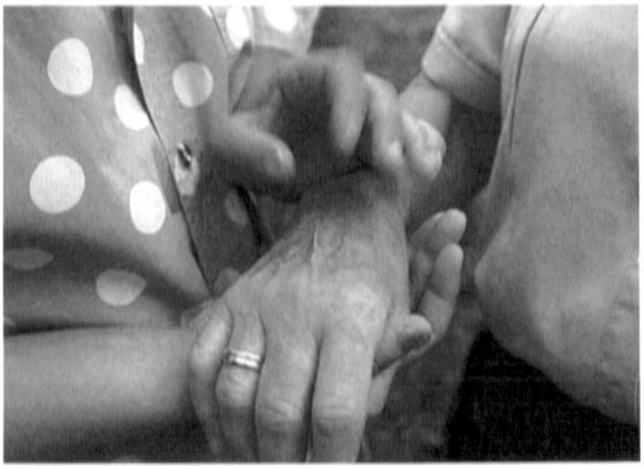

Abb. 16d: Einschätzung des Hautturgors

Abb. 16a-d: Instrumentelle Berührungen in der Krankenpflege. Aus: Georg/Enders/Vef: Pflege daheim, Wiesbaden, 1995

Melia beschreibt 1987, daß KrankenpflegeschülerInnen sehr schnell lernen, daß eine der Maximen im Stationsablauf das rasche Beenden der Arbeit ist. Diese Einstellung mag dazu beitragen, daß andere Formen der Berührung deutlich unterrepräsentiert sind. Außerdem haben andere Faktoren wie der kultureller Hintergrund (siehe hierzu das Kapitel über die kulturellen Hintergründe der Berührung) und die Persönlichkeit der Pflegepersonen einen Einfluß auf die Form der Berührung.

3.2.2 Expressive touch

Im Gegensatz zur eher sterilen Form des Instrumental touch handelt es sich hierbei um eine Form der Berührung, welche ihrer Natur nach als spontan und affektiv bezeichnet werden kann. Ein aufmunterndes Anfassen des Patienten an Arm oder Schulter (Abb. 17) wäre ein Beispiel für diese Form der Berührung.

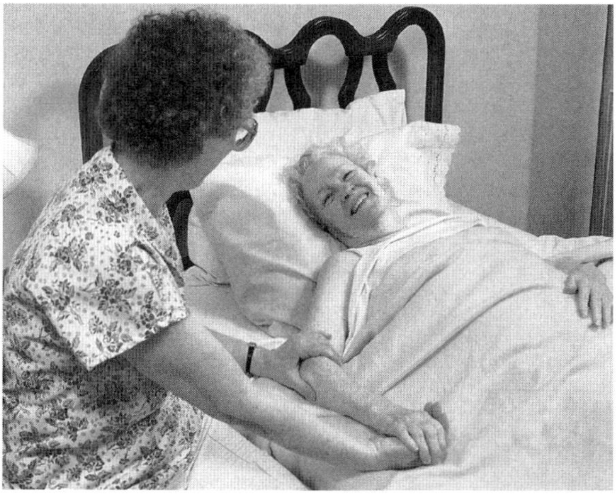

Abb. 17: Expressive Touch. Aus: Georg/Enders/Vef: Pflege daheim, Wiesbaden, 1995

„Expressiv" (engl. ausdrucksstark/ausdrucksvoll) impliziert den bewußten oder unbewußten Transfer von Gefühlen. Johnson (1965) geht davon aus, daß es sich bei dieser Form der Berührung um eine Verhaltensweise handelt, welche Wohlbefinden, Liebe, Sicherheit und Wärme genauso zu vermitteln vermag, wie emotionale Selbstachtung. Locsin (1984) und Goodykoontz (1979) beschreiben Berühren als eine Möglichkeit, seine Gefühle mit einem anderen zu teilen. Seaman (1982) sieht darin einen großen Vorteil, weil es bei den Patienten das Gefühl der Akzeptanz und des „Aufgehobenseins" verstärkt. Berührungen dieser Art sind in der Lage, Ängste zu mildern und so zum Beispiel bei kardial vorgeschädigten Patienten Schaden abzuwenden (Click 1986, Spencer 1990). Allerdings ist Berührung auch in der Lage, negative Gefühle zu übertragen. So kann beispielsweise das Vermeiden von Berührungen vom Patienten als Antipathie empfunden werden, während andere Patienten sich sehr unwohl fühlen können, wenn sie berührt werden (Goodykoontz 1979, Seaman 1982). In jedem Fall ist es von großer Wichtigkeit, auf nonverbale Zeichen vom Klienten zu achten. Folgende Parameter wurden zur Einschätzung der emotionalen Situation des Patienten herangezogen:

- Mimik
- Gesichtsfarbe
- Hautfeuchtigkeit
- Muskeltonus (Elektromyografie)
- Atemfrequenz, -tiefe (via Monitor)
- Pulsfrequenz (via Monitor)

3.2.3 Therapeutic touch

Therapeutic touch ist eine Berührungsform, die von Kuntz und Krieger 1970 in die klinische Praxis eingeführt wurde. Es handelt sich um eine weiterentwickelte Form des „Handauflegens“, bei dem es zu einem Energietransfer zwischen Therapeut und Klient kommt.

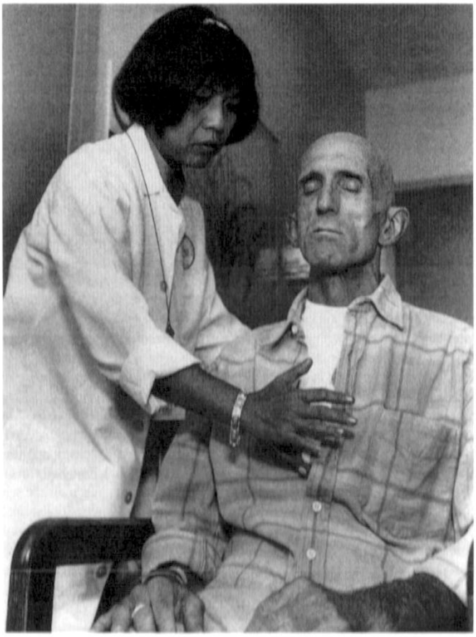

Abb. 18: Therapeutic Touch. Aus: Donahue, P.M.: Nursing the finest Art. Mosby, St. Louis, 1996

Dolores Krieger führte 1975 drei Studien durch, mit deren Hilfe die Wirksamkeit des Therapeutic touch (TT) bewiesen werden konnte. Die abhängige Variable der drei Studien war in jedem Fall der Hämoglobinwert, welcher nach der Behandlung mit TT signifikant höher lag als in der Kontrollgruppe. Daher spricht sich Husband (1988) sehr für eine Nutzung des TT aus, insbesondere der Einsatzmöglichkeiten zur Schmerzlinderung und Entspannung.

3.3 Kulturelle Besonderheiten im Umgang mit Berührung

Der Umgang mit Berührung wird erlernt und zwar in der Regel im Rahmen des jeweiligen Familiensystems. Erich Fromm nennt in seinem Buch „Haben oder Sein“ die Familie die „Psychosoziale Agentur der Gesellschaft“, d. h., man kann intrafamiliäre Entwicklungen nur vor dem Hintergrund kultureller Gegebenheiten verstehen und umgekehrt. Aus diesem Grunde reagieren Mitglieder einer Kultur oft in gleicher Weise auf Berührungen. Die Form der Berührungskultur einer Gesellschaft kommt besonders deutlich in der Kinderbetreuung zum Ausdruck. Während sich in Deutschland der Körperkontakt zwischen Betreuer und Kind häufig nur versorgungsassoziiert zeigt (d. h. beim Stillen oder Baden), ist die haptische Kommunikation zwischen Kind und Betreuer bei sogenannten „Naturvölkern“ in viel stärkerem Maße vorhanden (Abb. 19).

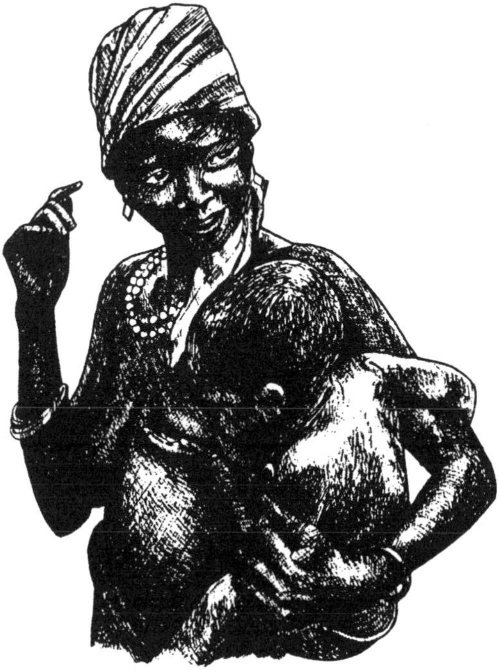

Abb. 19: Körperkontakt zwischen einer schwarzafrikanischen Mutter und ihrem Kind. Aus: King, M. et al: Primary Child Care I.: Abdruck genehmigt von Oxford University Press, Oxford, 1986

Dies führt zu einer Stimulation der Haut, des Gleichgewichtsorgans, aber auch zu einer Stimulation der emotionalen, sozialen und intellektuellen Fähigkeiten (Funkkolleg – Der Mensch; Barnard K.E. Kap. 10). Innerhalb einiger westlicher Kulturen herrscht häufig eine „Don’t touch me-Einstellung“ vor, so zum Beispiel bei den Engländern, Kanadiern und Deutschen (Giger und Davidhizar, 1991; Watson, 1980). Andere Kulturen werden als hochempfänglich für taktile Reize beschrieben so z. B. die der Spanier, Italiener, Franzosen, Lateinamerikaner, Südamerikaner und Araber (Davidhizar 1991). Menschen, welche in einem wenig taktilen Umfeld aufgewachsen sind, können durchauf mit starkem Mißempfinden, ja sogar Angst reagieren, wenn ein anderer Mensch in ihren „privaten Radius" eindringt. Die meisten Amerikaner tolerieren alltägliche Berührungen wie kameradschaftliches Anfassen an Schulter oder Rücken als äußeres Zeichen eines freundschaftlichen Verhältnisses zueinander. So steht für die meisten Amerikaner der herzliche, feste Händedruck für charakterliche Stärke, während in der indianischen Kultur eine leichte, zarte Berührung der Hände zur Begrüßung üblich ist. Ein zu fest ausgeübter Druck auf die Hand des Gegenübers würde in diesem Kulturkreis möglicherweise als Aggression interpretiert. Einige Kulturen verbinden Berührung mit Heilung, z. B. beim Handauflegen (belegt bei den Evangelisten der christlichen Kulturen, z. B. in Mark. 7, 32 und 16, 18; Matth. 19, 15; Luk. 13, 13; 2. Tim 1, 6.), während einige Vietnamesen glauben, daß, wenn sich zwei Menschen an der Schulter berühren, dies der Grund für Krankheit oder sogar den Tod sein kann (Stauffer 1991). Wie auch immer: Es ist möglich, einige Verhaltensweisen größerer Gruppen zu verallgemeinern. Dies ist hilfreich beim Erkennen von Tendenzen und beim Erarbeiten von Behandlungsschemata. Nichtsdestotrotz: Kein Mensch ist mit einem anderen in jedem Punkt deckungsgleich und daher ist es die Aufgabe eines jeden, der oder die jemanden anderes berührt, auf die individuellen Bedürfnisse und Erfahrungen des Gegenübers einzugehen.

3.3.1 Berührung und sozialer Status

Die Zugehörigkeit zu einer sozialen Klasse beeinflußt ebenso die Art und Häufigkeit von Berührungen im täglichen Umgang. Angehörige oberer und mittlerer sozialer Klassen setzen Berührungen seltener zur Kommunikation ein. Ihre Form der Kommunikation ist „zivilisierter", d. h. verbaler, intellektueller und weniger körperbezogen. Sich gegenseitig anzufassen ist verpönt und wird eher als Eingriff in die Privatsphäre gewertet. Individuen aus niedrigen sozialen Schichten sind wesentlich empfänglicher für Berührungen und nutzen diese vergleichsweise häufig als positives Feedback wie zum Beispiel die herzliche Umarmung nach einem gemeinsamen Erlebnis (Davidhizar 1991). Die genannte Studie von Davidhizar wurde in Amerika durchgeführt, daher sind die Ergebnisse nicht ohne weiteres auf den deutschen Kulturkreis übertragbar. Berührungen von Profis im Gesundheitswesen werden jedoch von den Patienten in aller Regel als sehr positiv bewertet. Besonders Personen, die einem hohen Streßlevel ausgesetzt sind (wie dies auf einer Intensivstation sicherlich der Fall sein dürfte), lassen sich durch geeignete Berührungen häufig erfolgreich beruhigen (Davidhizar 1991).

3.3.2 Haarpflege in der dritten Welt

Bei vielen Menschen der sogenannten dritten Welt fällt auf, daß sie häufig in Gruppen verschiedener Größe und mit gemischter Altersstruktur beieinandersitzen, um sich gegenseitig die Haare zu pflegen.

Diese Pflege besteht im Entfernen grauer, gespaltener oder andersartig geschädigter Haare oder, und das ist von besonderer Wichtigkeit, im geschickt ausgeführten Lausen. Die Kopflaus (Pediculus capitis) – in europäischen Kindergärten wieder auf dem Vormarsch – zählt zu den häufigsten mehrzelligen Bewohnern unserer Körperoberfläche und ist in vielen Ländern fast ständiger Begleiter des

Menschen (Abb. 20). Ihre Entfernung ist ein medizinisches Gebot. Bei starkem Befall kann sich die Kopfhaut entzünden und es kann zur Ausbildung eitriger Abszesse kommen, die durch die Kopfschwarte hindurch bis auf den knöchernen Schädel reichen können. Aus dieser Sicht überrascht es also nicht, wenn sich die Menschen in diesen Ländern lausenderweise um das Wohlbefinden ihrer Angehörigen kümmern.

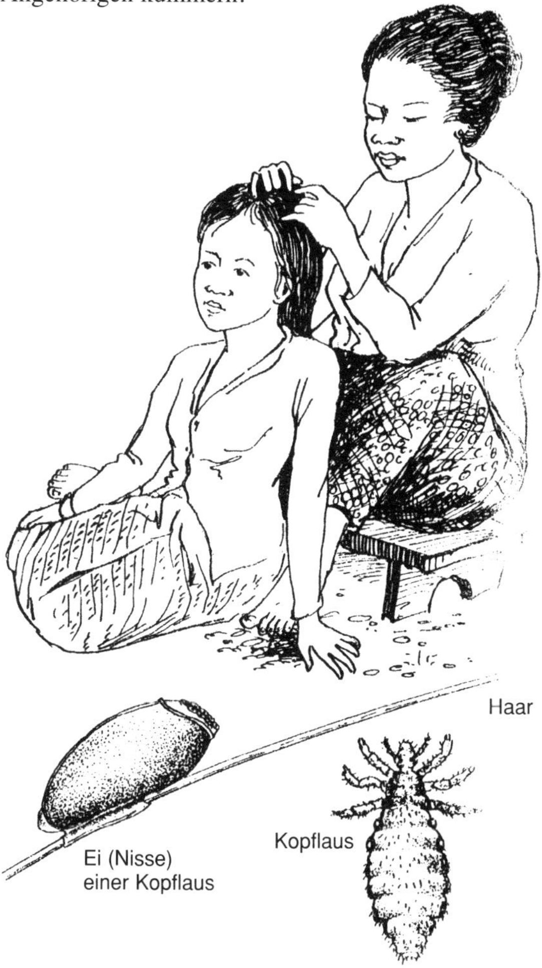

Abb. 20: Entfernung von Kopfläusen. Aus: King, M. et al: Primary Child Care I. Abdruck mit Genehmigung von Oxford University Press, Oxford, 1986

Des weiteren hat diese Form der Berührung einen sehr beruhigenden Nebeneffekt für alle Beteiligten. Jeder kennt Menschen, die bei dieser oder ähnlichen Formen der gegenseitigen Körperpflege, wie etwa dem Ausdrücken von Pickeln oder Mitessern, besondere Aktivität entwickeln. Die Ursache hierfür besteht in psychobiologischen Prädispositionen und biochemischen Belohnungsmechanismen für diese Verhaltensweisen. Beispielsweise durch die Ausschüttung von körpereigenen, euphorisierenden Schmerzmitteln, den sogenannten Endorphinen. Unsere westliche Kultur hat sich weitgehend von taktilen Formen der Kommunikation entfernt und damit auch von dieser Form sozialer Körperpflege, die im angloamerikanischen Raum als „social grooming“ bezeichnet wird. Vielfach werden diese Aufgaben an Spezialisten wie Friseure, Kosmetikerinnen, Hausärzte und Masseure delegiert.

3.4 Berührung im Krankenhaus

Einer großen, deskriptiven Studie von Barnett (1972) ist es zu verdanken, daß man heute eine Vorstellung davon hat, welche Patienten mit welcher Häufigkeit von Pflegekräften berührt werden. So weist Barnett beispielsweise nach, daß Krankenschwestern zu 85 % häufiger berühren als ihre männlichen Kollegen. Außerdem fand man heraus, daß nicht alle Patienten mit der gleichen Häufigkeit berührt werden. Am häufigsten berührt wurde die Altersgruppe der 26- bis 33jährigen, wohingegen die 6- bis 17- bzw. die 42- bis 49jährigen kaum berührt wurden. Weiterhin fand Barnett heraus, daß die Berührungshäufigkeit auf Kinderstationen und Intensivstationen höher war als auf sogenannten „Normalstationen“. Barnett führte dies auf die höheren Streßlevel in diesen Bereichen zurück. Offensichtlich hat die taktile Kommunikation besonders in Bereichen, die durch große psychische Anspannung gekennzeichnet sind, einen besonders hohen Stellenwert. Dieses Ergebnis sagt, wie wir wissen, nichts über den Berührungscharakter und die Berührungsqualität aus. Erinnern wir uns an die Untersuchung von Watson, der nachweisen konnte, daß die von Pflegekräften durchgeführten Berührungen primär instrumenteller Natur sind. Der am häufigsten berührte Körperteil ist nach Barnett (1972) die Hand.

Im nächsten Kapitel soll ein kurzer Überblick über verschiedene Techniken gegeben werden, welche Einfluß auf die im Folgenden beschriebene Form der KHM hatten und immer noch haben.

3.5 Verschiedene Berührungstechniken

3.5.1 Therapeutic touch

Therapeutic touch ist eine pflegerische Handlung, welche es ermöglicht, den Patienten in einen Zustand der Entspannung zu versetzen und seine Angst zu reduzieren (Heidt, P.R. 1991). Diese Technik wurde ursprünglich Ende der sechziger Jahre von Kunz und Krieger entwickelt. Eingeführt in die Krankenpflege wurde sie 1975 von Dolores Krieger. Therapeutic touch wird beschrieben als eine „Energiefeldinteraktion“ (Jurgens A., Meehan T. C., Wilson H. L. 1987) zwischen Klient und Therapeut. Der Therapeut erreicht mit Hilfe verschiedener Techniken vor der Behandlung einen meditativen Zustand, der von Krieger als „Centering“ beschrieben wird. Dieses Zentrieren ist sehr wichtig, um Energieimbalancen beim Klienten wahrzunehmen. „Zentrieren ist eine Art der Konzentration und des Sammelns von Energie, damit wir sie leichter in die gewählte Aktivität kanalisieren können“ (Beresford-Cooke 1989). Therapeutic touch (TT) wurde aus der uralten Technik des Handauflegens entwickelt. Ein entscheidender Unterschied besteht jedoch darin, daß es zu keinem physischen Kontakt zwischen Therapeut und Klient kommt (Non Contact Therapeutic touch). Der Therapeut führt seine Hände im Abstand von 6–12 cm zur Haut über die Körperoberfläche des Klienten und versucht, mit seinen Händen „passiv zu horchen“.

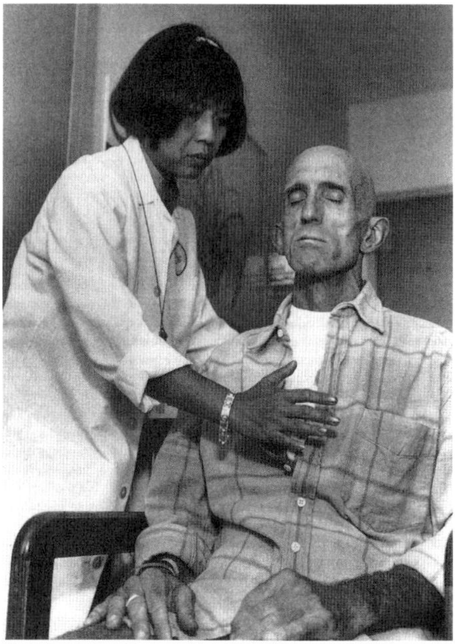

Abb. 21: Therapeutische Berührung – (Non Contact) Therapeutic Touch. Aus: Donahue, P.: Nursing the finest Art. Mosby, St. Louis, 1996

Auf diese Weise werden Areale erhöhter Spannung aufgespürt, und diese überschüssige Energie wird durch die Hände des Therapeuten rückgeführt und reduziert. Grundlegend für die Wirksamkeit von Therapeutic touch ist etwas das Krieger 1973 als „Intend to help“ beschreibt. Dieser Wille zu helfen bezeichnet die Einstellung des Therapeuten seinem Klienten gegenüber. Diese tiefe, innere Bereitschaft zu helfen kann bei Krankenschwestern und Pflegern zwar vorausgesetzt werden, ihre Bewußtmachung ist jedoch wichtiger Bestandteil des „Zentrierens“. Nun möchte ich in dieser Arbeit nicht so sehr auf die spezielle Form der Kopfbehandlung im Therapeutic touch eingehen, sondern vielmehr einen Einblick in die Philosophie des TT geben, die unserem westlichen Verständnis sehr zu widerstreben scheint. Der theoretische Ansatz ist sehr ganzheitlich (Keegan 1989) und genau das ist es, was Therapeutic touch für die Theorie der KHM interessant erscheinen läßt.

3.5.2 Shiatzu

Shiatzu ist eine aus Japan stammende Therapieform. Das Wort setzt sich zusammen aus dem japanischen „shi“ (Finger) und „atzu“ (Druck). Es ist eine Behandlungstechnik, die auf den Erfahrungen 4000 Jahre alter, fernöstlicher Medizin beruht. Nach deren Auffassung fließt die Lebensenergie „Ki“ in einem Netz von Kanälen (Meridiane) durch unseren Körper (Abb. 22).

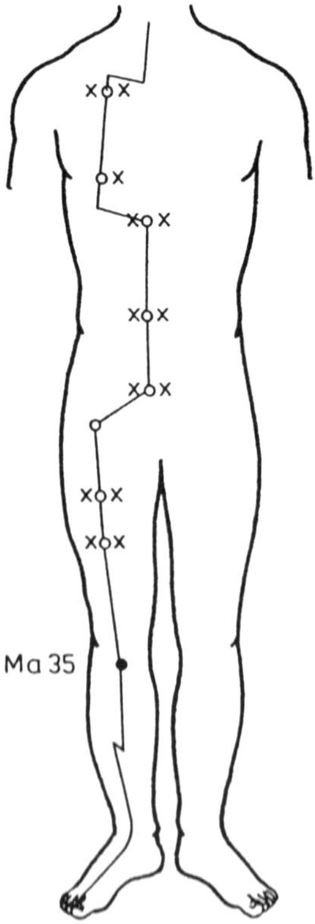

Abb. 22: Magenmeridian. Aus: Richter, K./Becke, H.: Akupunktur. Tradition – Theorie – Praxis: Ullstein Mosby, Berlin/Wiesbaden, 1992

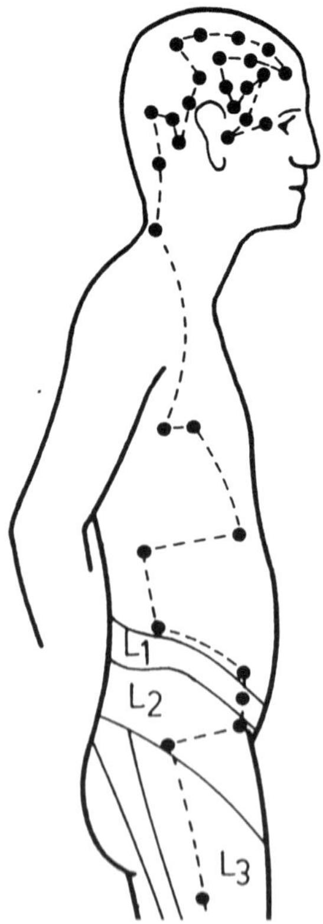

Abb. 23: Meridiane im Kopfbereich: Aus: Richter, K./ Becke, H.: Akupunktur. Tradition – Theorie – Praxis. Ullstein Mosby, Berlin/ Wiesbaden, 1992

Jeder Meridian ist gekoppelt mit einem Organ oder einer psychophysischen Funktion. Die Meridiane kommen auf ihrem Weg durch den Körper an bestimmten Stellen mit der Oberfläche in Berührung. Diese Punkte nennt man „Tsubos". Sie werden auch als Akupunkturpunkte genutzt. Ein ungehinderter Strom von Ki bedeutet seelisches, geistiges und körperliches Wohlbefinden – die Gesundheit. Wenn der Körper durch emotionalen Streß oder Verletzungen geschwächt ist, fließt Ki nicht mehr gleichmäßig, sondern in einigen Partien mangelhaft und in anderen überschießend. Beim Shiatzu werden durch sanften Druck auf Tsubos und Meridiane, Blockaden im Energiefluß gelöst. Shiatzulehrer sprechen oft von einer „Teilnahme am Genesungsprozeß" durch Stärkung von Körper, Seele und Geist. Das Verhältnis von Klient und Therapeut ist partnerschaftlich und nicht von Abhängigkeit geprägt. Die Partner „lehnen sich aneinander an" (Metzner, 1985)[4]

[4] Lidell, L. (1995): Massage, Mosaik Verlag, München

So kommt es bei keinem der Teilnehmer (Therapeut & Klient) zu Energieimbalancen, die sich z. B. in Verspannungen äußern können. Die Kopfbehandlung im Shiatzu ist für viele Menschen der beruhigendste Teil der Behandlung. Wir alle haben die Tendenz, „im Kopf zu leben" (Beresford-Cooke,1985)[5], daher bauen wir auch in diesem Bereich besonders häufig Spannungen auf. Da im Bereich des Kopfes sehr viele Meridiane verlaufen, kann es leicht zu Blockierungen und Verspannungen kommen (Abb. 23).

Die Kopfhautmassage im Shiatzu besteht in der Anwendung verschiedener Druckqualitäten auf definierte Punkte, welche den Tsubos entsprechen. Meridiane spielen hier weniger eine Rolle, jedoch können auch sie durch ein leichtes darüberherfahren beeinflußt werden. Eine Massage in diesem Bereich sollte eine ausreichende Intensität besitzen, um Blockierungen zu lösen und sanft genug sein, um zu entspannen. Technisch kommen verschiedene Griffe zur Anwendung. Diese können je nach Intensität und Verfassung des Patienten von diesem als belastend oder entspannend empfunden werden. Da Shiatzu nicht in erster Linie die Aufgabe erfüllen will zu entspannen, ist dies auch durchaus legitim. Welchen Einfluß Tsubos und Meridiane auf die Wirkungsweise der KHM haben, ist eine interessante Frage, deren Beantwortung jedoch den Rahmen dieser Arbeit sprengen würde. Es wird späteren Arbeiten vorbehalten bleiben, den Einfluß der Kopfhautmassage auf die Physiologie des menschlichen Körpers zu untersuchen. Eventuell wird dann auch die Lokalisation der Tsubos und Meridiane von Interesse sein.

3.5.3 Kopfhautmassage im Friseurhandwerk

Für den Friseur spielt nicht nur die Haarbehandlung, sondern auch die Beurteilung und Pflege der Kopfhaut eine große Rolle. Denn die Haare sind als Anhangsgebilde im wahrsten Sinne des Wortes von der Kopfhaut abhängig. KHM im Friseurhandwerk dient vornehmlich der Durchblutungsförderung. Aber mit zunehmender Professionalisierung innerhalb des Friseurberufes auch zunehmend der Förderung des Wohlbefindens der Kundin. Der Friseur führt aus diesem Grunde auch eine kosmetische Massage im Gesichtsbereich durch. Kopf und Gesichtshaut erfahren dabei eine verbesserte Nährstoffversorgung von Zellen und Geweben, Steigerung und Erhaltung der Bindegewebselastizität und Straffung der Hautmuskulatur. Anatomisch gesehen erfolgt die Gesichtsmassage entlang den Spaltlinien und Muskeln des Gesichts. (Abb. 24). Die Kundin erfährt neben dem kosmetischen Effekt vor allem Beruhigung und Entspannung.

Manuelle Massage wird wegen des besseren Kontaktes zum Kunden bevorzugt (Attenberger 1984). Die Behandlung wird mit Streichmassagen (Abb. 25a) begonnen und beendet. Leichtes Ausstreichen ist zu Beginn angebracht, kräftigere Griffe zum Schluß der Behandlung. Klopfmassagen, durchgeführt mit trommelnden Bewegungen der Fingerkuppen auf der Kopfhaut, dienen der Anregung von Hautnerven und Hautfunktionen. Friktionsmassagen (Abb. 25b), d. h. Reiben in kleinen Kreisbewegungen unter Druck, beeinflussen die Bindegewebselastizität. (Attenberger 1984). Zusätzlich werden vom Friseur Pflege- und Duftstoffe eingesetzt.

[5] Lidell, L. (1995): Massage, Mosaik Verlag, München

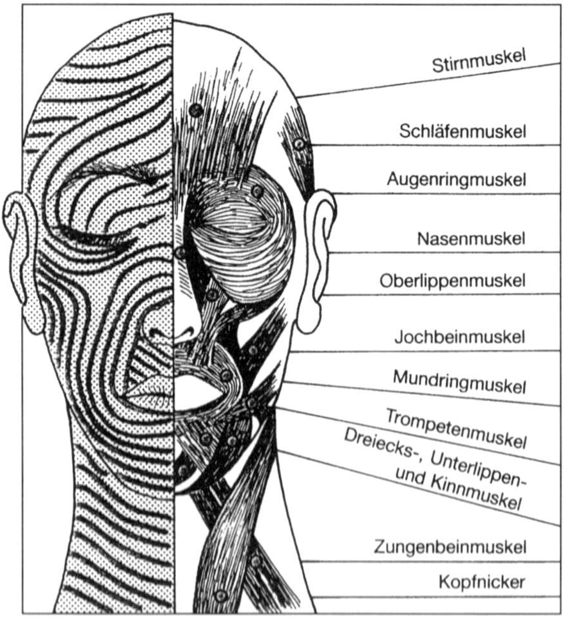

Abb. 24 Spaltlinien und Muskeln des Gesichts: Aus: Möller, H./Schoeneberg, H.: Das Friseurbuch. Verlag Handwerk und Technik, Hamburg, 1993

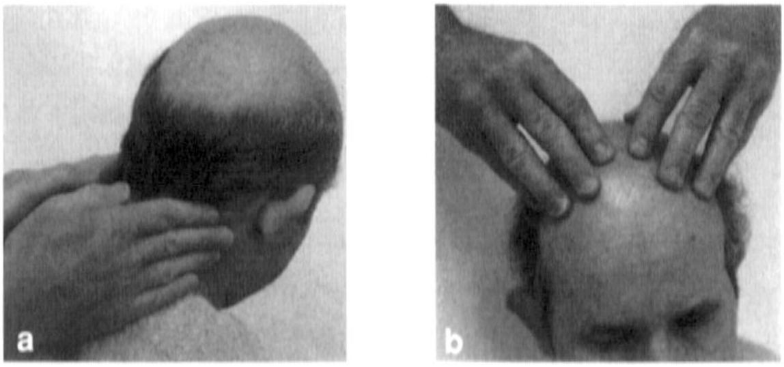

Abb. 25a–b: Streichmassage (a) und Friktionsmassage (b) des Kopfes: Aus: Möller, H./Schoeneberg, H.: Das Friseurbuch. Verlag Handwerk und Technik, Hamburg, 1993

3.5.4 Basale Stimulation®

Als in den siebziger Jahren der heilpädagogisch orientierte Psychologe und Sonderpädagoge Andreas Fröhlich ein Stimulationskonzept zur Förderung schwerst- und mehrfachbehinderter Kinder entwickelte, dachte vermutlich noch niemand daran, daß dieses Konzept, dank der Arbeit von Christel Bienstein, die Krankenpflege der neunziger Jahre entscheidend beeinflussen würde. Dies hat sich jedoch spätestens seit der Veröffentlichung des Buches „Basale Stimulation in der Pflege" von Bienstein und Fröhlich geändert. Um den Rahmen dieser Arbeit nicht zu sprengen, möchte ich mich im Rahmen dieser Arbeit auf die für die KHM relevanten Aspekte der Basalen Stimulation® beschränken. Die Situation des intensivtherapiepflichtigen Patienten ist, wie oben bereits angesprochen, gekennzeichnet durch sensorische Monotonie einerseits, und die sensorische Überstimulation andererseits, wie z. B. durch das Auftreten von Notfallsituationen. Dieses Fehlen adäquater Fremdreize führt zum Verlust der Orientierungsfähigkeit. Der Patient fängt regelrecht an, in Raum und Zeit zu schwimmen. Mit Hilfe der Basalen Stimulation® werden wichtige, adäquate Fremdreize angeboten. Da die meisten Patienten deutlich kommunikationseingeschränkt sind, z. B. durch einen Bewußtseinsverlust, einen Sprachverlust infolge einer Intubation, oder zu schwach zum Schreiben sind, ist es von entscheidender Wichtigkeit, die nonverbale Kommunikation durch ein sich veränderndes Informationsangebot aufrecht zu erhalten. Ein Grundsatz der Basalen Stimulation® ist die Annahme, daß alle Aktivitäten des Menschen in einer Wechselbeziehung zwischen Bewegung, Wahrnehmung und Kommunikation stattfinden. Sollte es vielleicht heißen: „Ich kommuniziere – also bin ich?“ Dieser Satz würde zumindest dem eminenten Stellenwert, den Berührung für die menschliche Existenz hat, Rechnung tragen. Denn wie bereits beschrieben, ist das gegenseitige Berühren eine sehr wichtige Form der zwischenmenschlichen Komunikation. Der Patient ist aufgrund der gegebenen Situation (Intubation, Beatmung, Sedierung o. ä.) hauptsächlich auf den nonverbalen Kommunikationsweg angewiesen (I. Steinacker, A. Börsig 1983).

Die Grundlagen der Basalen Stimulation® ähneln zum Teil denen der Kopfhautmassage. Vor allem deshalb, weil es sich jeweils um die Aufnahme einer außergewöhnlichen, nicht gekannten Beziehung zwischen Patient und Pflegekraft handelt. Christel Bienstein schreibt dazu in ihrem o. g. Buch: „Grundlage der Basalen Stimulation® ist die Fähigkeit des Pflegenden und des zu pflegenden, sich auf eine gemeinsame Beziehung einlassen zu können.“ Dies bedeutet, daß der Pflegende bereit ist wahrzunehmen, was ihm vom Patienten entgegenkommt. Ihn da abholen, wo er steht. Ebenso wichtig ist es wahrzunehmen, was mit ihm als Pflegendem geschieht, wenn er eine so bedeutsame, pflegerische Interaktion eingeht. Es bedeutet weiterhin, den Patienten nicht als Summe von Defiziten und Störungen zu definieren, sondern ein besonderes Interesse daran zu entwickeln, was dem Patienten möglich ist. – Für die KHM ist es von besonderer Wichtigkeit, ein Interesse dafür zu entwickeln, was dem Patienten gut tut, was ihn entspannen könnte. – „Basale Stimulation® erfordert von beiden Seiten ein hohes Maß an Toleranz, damit Ablehnung von Stimulationsformen ernstgenommen werden kann. Weiterhin bedarf sie einer Kontinuität und Geduld, um Prozesse abwarten zu können“ (Bienstein 1993). Dasselbe gilt im übrigen für die praktische Durchführung der KHM. Dem Patienten muß eine Möglichkeit zur Kommunikation zugänglich gemacht werden, denn Kommunikation ist Orientierung in Raum und Zeit, ist spürbares Medium des Lebens und somit unabdingbar notwendig für den schwerkranken Menschen. Es muß eine für den Patienten individuelle Form der Stimulation gefunden werden, welche seine momentane Situation berücksichtigt. Es ist eine Fehlannahme, daß ein Patient zunächst von sich aus eine Reaktion zeigen müsse, bevor er in geeigneter Weise gefördert werden könne. Der Patient registriert Berührungen als Signale, als Informationen über seinen eigenen Körper. Ein junger Mann, der aufgrund eines Amputationstraumas einige Tage beatmet auf der Intensivstation verbringen mußte, hat mir die Bedeutung der Berührung für ihn einmal so geschildert: „Ich lebte die meiste Zeit in einer Art Nebel, in dem ich keine Ruhe finden konnte. Wenn ich von den Schwestern oder von meinen

Angehörigen in liebevoller Weise berührt wurde, war es für mich, als könne ich meinen Kopf für einen Moment über den Nebel heben. In diesen Augenblicken konnte ich mich orientieren, über das was war und das was ist."

Berührungen müssen eindeutig sein (Bienstein/Fröhlich 1991). Für die Durchführung der Basalen Stimulation® geben Bienstein und Fröhlich einige Hinweise welche z. T. auch für die KHM von Bedeutung sind (kursiv):

- Oberflächliche, punktuelle Berührungen sollten vermieden werden. Sie führen oftmals zu Rückzugs- und Abwehrbewegungen der Patienten.
- *Eine überhastete Arbeitsweise wirkt sich negativ aus. Berührungen sollten ruhig und* mit flächig aufgelegter Hand, *deutlich beginnen.*
- *Basale Stimulation® erfordert Kontinuität in der Pflege über eine längere Zeit, damit der Patient die Möglichkeit hat, sich auf eine Art der Berührung oder die Stimme des Therapeuten innerhalb seiner individuellen Grenzen einzustellen.*
- *Daher sollte man* bei der Basalen Stimulation® *alleine mit dem Patienten arbeiten.*

4 Grundlagen der Kopfhautmassage

Aus der beschriebenen Problematik (Ruheentzug, Schlafdeprivation und diffuse sensorische Überstimulation) ergibt sich ein Handlungsbedarf, die Notwendigkeit über Möglichkeiten nachzudenken, den Patienten kleine „Inseln der Ruhe“ zu schaffen. Eine solche Möglichkeit bieten Entspannungstechniken wie Ganzkörper- oder Teilmassagen. Aufgrund der nicht unerheblichen Kreislaufbelastung der verschiedenen Formen der klassischen Massage und des erheblichen Aufwandes, den zum Beispiel eine Rückenmassage auf der Intensivstation mit sich bringen würde (Bauchlage etc.), mußte eine andere Möglichkeit gefunden werden. Bei der Auswahl der Methode sollte zwischen Belastung und Entspannung für den Patienten abgewogen werden. Es gibt sicher viele Methoden, die zum Entspannen geeignet sind, es sollte nur sichergestellt sein, daß der Nutzen für den Patienten, die Belastungen, z. B. durch das Einnehmen einer bestimmten Lage, überwiegt. Kein Mensch wird in der Lage sein, sich nach einer als unangenehm, schmerzhaft oder angstmachend erlebten Lagerungsprozedur zu entspannen. Unter diesem Gesichtspunkt erscheint die Massage des Kopfes durchaus praktikabel für die Anwendung auf der Intensivstation (z. B. kann die Rückenlage beibehalten werden). Der moderne Mensch hat eine Tendenz „im Kopf zu leben“, daher muß bereits der ganze Körper entspannt sein, bevor die Spannung aus Kopf und Nacken weicht. Die Möglichkeit, daß sich diese Theorie umkehren läßt, bildet die Grundlage für die Anwendung der Kopfhautmassage als Entspannungstherapie. Der Inhalt dieses Buches soll einen Einblick in die praktische Durchführung von Kopfhautmassagen geben, sowie deren Auswirkungen auf das psycho-physische Befinden intensivtherapiepflichtiger Patienten beschreiben (siehe die Pilotstudie zur KHM beim erwachsenen intensivtherapiepflichtigen Patienten). Die Studie Nr. 2 (siehe S. 61) befaßt sich hingegen mit der Sichtweise der Pflegekräfte, die Anwendung von Entspannungsmethoden in der Intensivpflege betreffend.

Im nächsten Kapitel werden die notwendigen Voraussetzungen und Vorbereitungen für die Durchführung einer KHM erläutert.

5 Umgebungsvoraussetzungen für die Durchführung der KHM

Bevor bei der Durchführung der KHM auf der Intensivstation eine Entspannungsreaktion einsetzen kann, müssen bestimmte Voraussetzungen geschaffen werden, welche dort üblicherweise nicht oder nur sehr selten anzutreffen sind. Im Verlauf der Untersuchung hat es sich als günstig erwiesen, wenn Patient und Betreuer mindestens 35 Minuten ungestört sind. Das heißt: keine therapeutischen, diagnostischen oder pflegerischen Interventionen. Hierzu ist die Unterstützung des gesamten Teams notwendig. Optimal ist es, wenn während der KHM ein zweiter Kollege die notwendigen Maßnahmen weiterführt (Dokumentation und Betreuung des anderen Patienten). Ebenfalls von großer Bedeutung ist, daß Ruhe im Zimmer herrscht. Dies ist vor allem in der Intensivmedizin ein sehr relativer Begriff, daher sollte darauf geachtet werden, daß z. B. der Monitoralarm nicht in voller Lautstärke ertönt oder der QRS-Ton die Geräuschkulisse des Zimmers beherrscht. Die Zimmertür sollte, sofern dies möglich ist, geschlossen und mit einem Schild „Bitte nicht stören“ versehen werden (Abb. 26). Wer einmal versucht hat sich in einem Intensivtherapiezimmer zu entspannen und Ruhe einkehren zu lassen, der wird vielleicht erstaunt darüber sein, wie störend er Schritte auf dem Flur, Rufe, oder einfach nur die Geräusche, welche während des „normalen“ Arbeitens entstehen, empfindet. Wenn das Team den Behandler jedoch unterstützt und Rücksicht nimmt, ist es möglich, ein ausreichendes Maß an Ruhe zu gewährleisten. Des weiteren ist, beim Therapeuten, das Vorhandensein einer gewissen

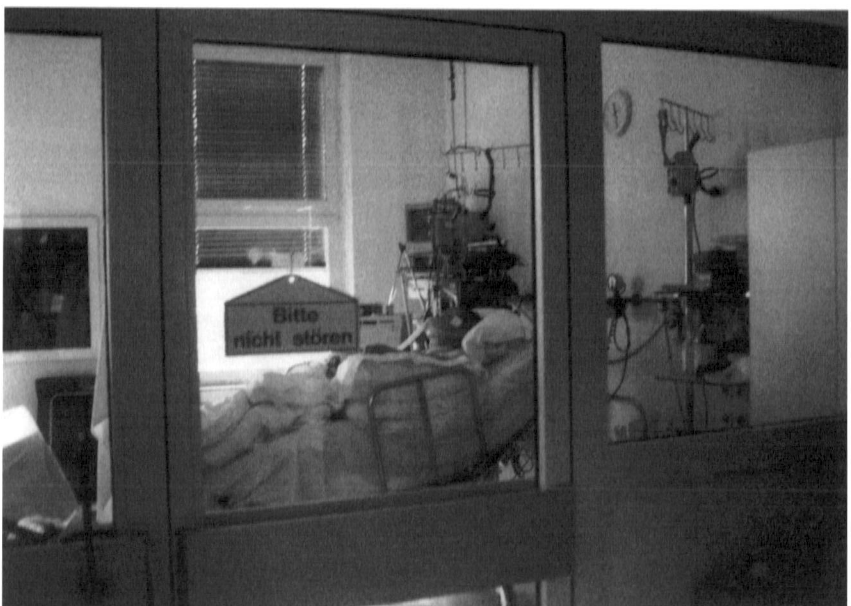

Abb. 26: Hinweis zur Information des übrigen Teams (Deiters, 1996)

inneren Ruhe und Ausgeglichenheit notwendig, da sich auch negative Gefühle wie Angst, Unsicherheit oder Hektik auf den Patienten übertragen. Die Massage ist erfahrungsgemäß kaum entspannend, wenn der Durchführende selbst unruhig und ängstlich ist oder wenn ihm die Zeit im Nacken sitzt. All diese Empfindungen projizieren sich auf den Patienten.

Die weiteren Vorbereitungen ähneln im wesentlichen denen zur Haarwäsche beim bettlägerigen Patienten. Lediglich Becken und Wasser fehlen, da die Massage trocken durchgeführt wird. Das Bett des Patienten wird so weit von der Wand entfernt, daß der Behandler bequem dahinter Platz findet. Idealerweise wird ein Stuhl (mit Lehne) oder ähnliches als Sitzgelegenheit für den Behandler am Kopfende des Bettes positioniert. Der Patient sollte auf dem Rücken liegen, der Kopf gut nach rechts und links beweglich sein. Wenn es für den Patienten angenehmer ist, kann ein kleines Kissen den Schultergürtel bzw. den unteren Nacken unterstützen. Beatmungsschläuche, Perfusorleitungen, Magensondenbeutel etc. sollten so abgeleitet werden, daß sie die KHM nicht beeinträchtigen. Während der Datenerhebung zur ersten KHM-Studie hat es sich als günstig erwiesen, das Bettbrett am Kopfende des Bettes zu entfernen.

6 Beschreibung der Kopfhautmassagetechnik

Die Beschreibung der hier angewandten Griffe und Techniken ist keinesfalls in der Lage, eine persönliche Anleitung durch KHM-erfahrene Pflegekräfte sowie häufiges Üben zu ersetzen. Zunächst soll die Technik am Beispiel der Massagen während der ersten KHM-Studie erläutert werden.

Als erstes wird der Patient über das Vorhaben informiert und sein Einverständnis eingeholt. Bei Patienten, deren Bewußtseinslage ein persönliches Einverständnis ausschließt, werden die nächsten Angehörigen um ihr Einverständnis gebeten, denn sie sind am ehesten in der Lage einzuschätzen, ob der Patient von einer KHM profitieren kann oder ob es einen unerwünschten Eingriff in seine Privatsphäre darstellt. Der Patient wird möglichst bequem gelagert. Ein kleines Kissen im Schulter-Nacken-Bereich (Abb. 27) ersetzt bei Bedarf das große Kopfkissen. Als genauso günstig im Sinne der KHM hat sich die Rückenlagerung ohne Kissen (Abb. 28) erwiesen. Sofern es die Bewußtseinslage des Patienten zuläßt, wird er aufgefordert, die Arme und Beine bequem zu lagern, die Augen zu schließen, den Mund leicht geöffnet zu lassen sowie ruhig und tief ein- und auszuatmen.

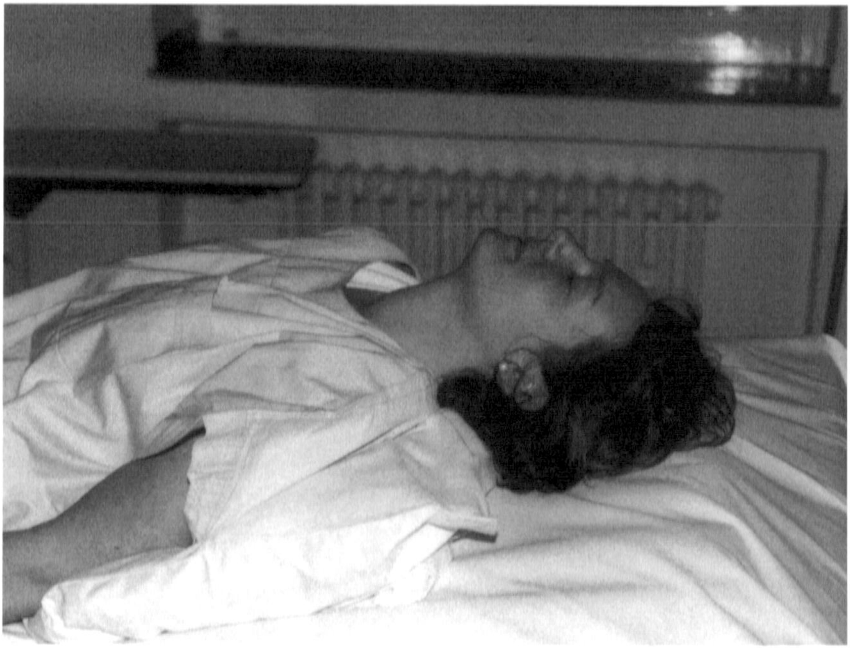

Abb. 27: Vorbereitung der KHM – Rückenlagerung mit Unterstützung im Schulter-Nacken-Bereich (Deiters, 1996)

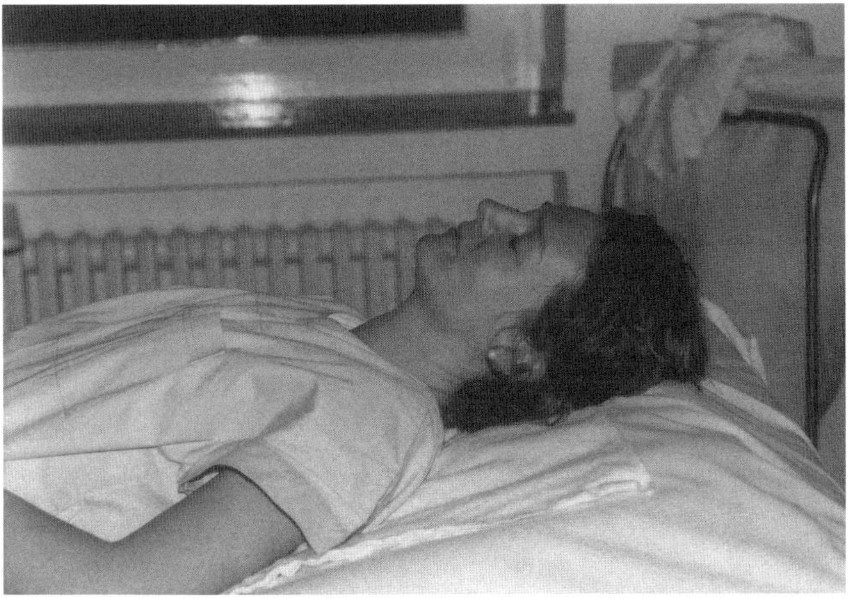

Abb. 28: Vorbereitung der KHM – Rückenlagerung ohne Kissen

Die eigenliche Kopfhautmassage beginnt damit, daß der Behandler, bereits hinter dem Bett stehend oder sitzend, sich eine Minute lang auf seine innere Ruhe konzentriert und darauf, daß er dem Patienten helfen will, sich zu entspannen. Der erste Kontakt wird noch kommentiert, etwa: „Ich lege jetzt meine Hände auf Ihre Schläfen.“ Im Verlauf der Behandlung wird sehr wenig gesprochen und wenn, dann mit langsamer, beruhigender, empathischer Stimme. Auf die zusätzliche Anwendung von Musik wurde bisher bewußt verzichtet, um den Effekt, der durch die Anwendung der KHM entsteht, möglichst isoliert und frei von anderen einflußnehmenden Faktoren beurteilen zu können. Bei den zur KHM notwendigen Griffen möchte ich zum einen die Form und zum anderen die Intensität unterscheiden. Subjektiv empfundene Unterschiede sind ihrer Natur nach individuell und schwerlich objektiv beschreibbar. Trotzdem sollte man als Behandler drei verschiedene Berührungsintensitäten für sich definieren. Beispielsweise:

- Leichte Berührung
- Mäßige Berührung
- Feste Berührung

Die eigene Definition der Intensität sollte immer das Ergebnis einer Rückmeldung des Patienten sein! Mit zunehmender Praxis und Erfahrung wird es möglich, die verschiedenen Druckintensitäten in unterschiedlichen Situationen therapeutisch zu nutzen. Nach der ersten Kontaktaufnahme, welche ohne Druck erfolgt, kommen folgende Griffe zur Anwendung:

1. Ausstreichen der Haare in Haarwuchsrichtung.
2. Ausstreichen der Haare entgegen der Haarwuchsrichtung.
3. Kleine (Abb. 29) und größere kreisende Bewegungen (Abb. 30), sowohl mit den Fingerkuppen (Abb. 31), als auch mit der ganzen Handfläche (Abb. 32). Entweder werden diese Griffe bilateral angewandt, wie auf den Abbildungen 31 und 32 zu sehen ist, oder, nach seitlichem Drehen des Kopfes, unilateral (Abb. 33).

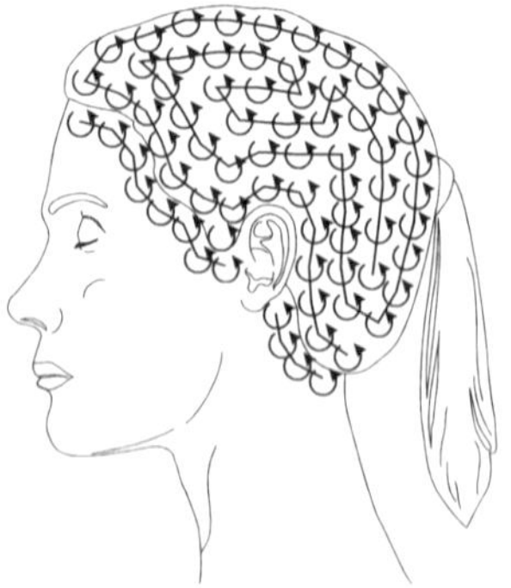

Abb. 29: Kleine kreisende Bewegungen

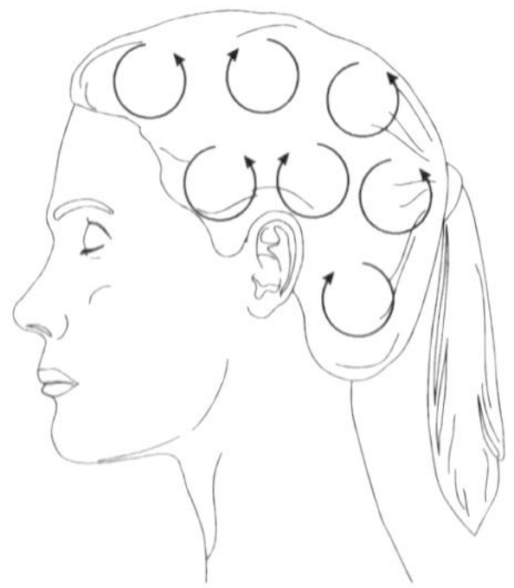

Abb. 30: Große kreisende Bewegungen

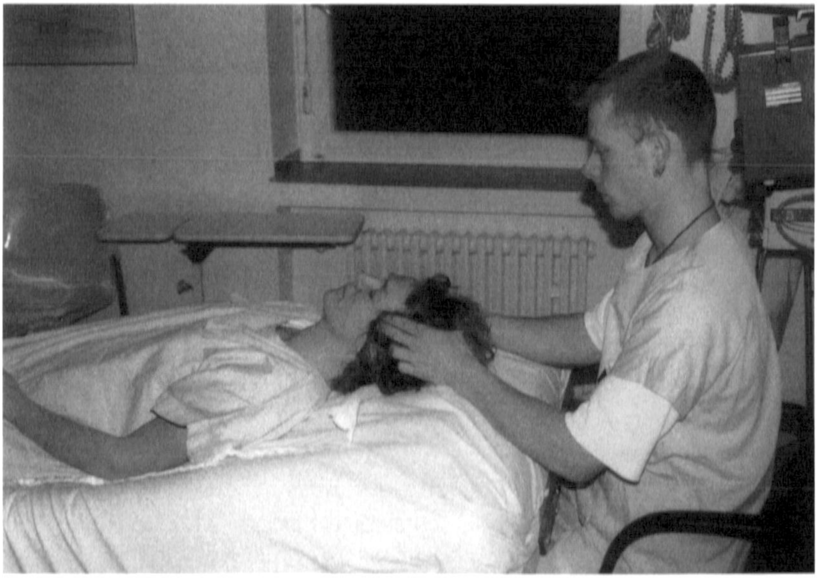

Abb. 31: Bilaterale kreisende Bewegungen mit den Fingerkuppen (Deiters, 1996)

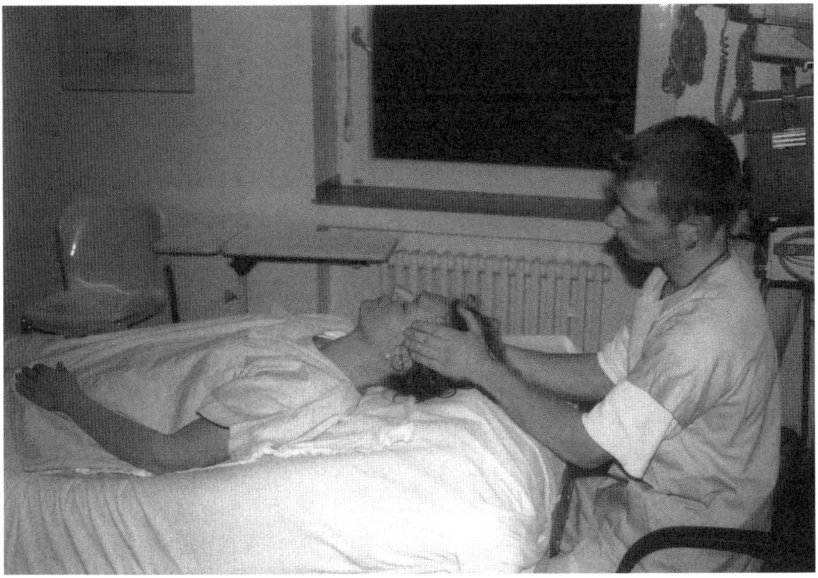

Abb. 32: Bilaterale kreisende Bewegungen mit der Handfläche (Deiters, 1996)

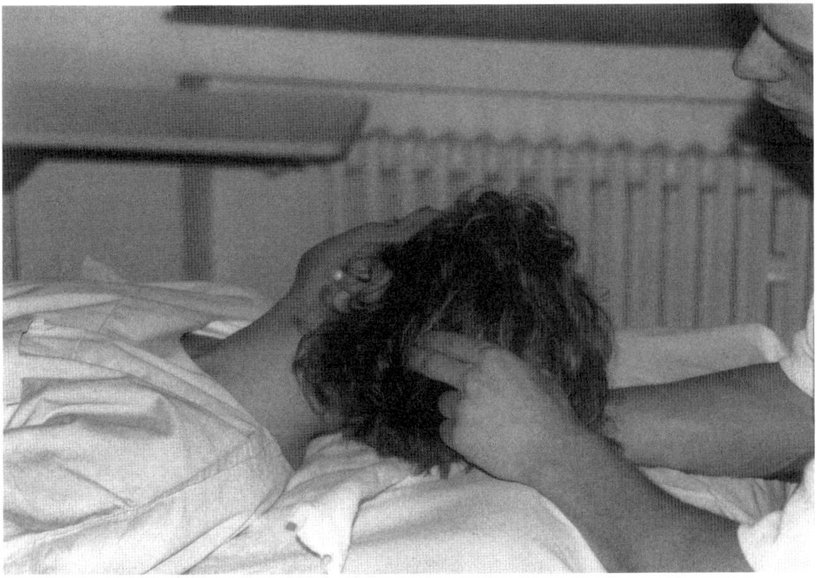

Abb. 33: Unilaterale kreisende Bewegungen mit den Fingerkuppen (Deiters, 1996)

4. Zartes Ziehen an kleinen Haarbüscheln.

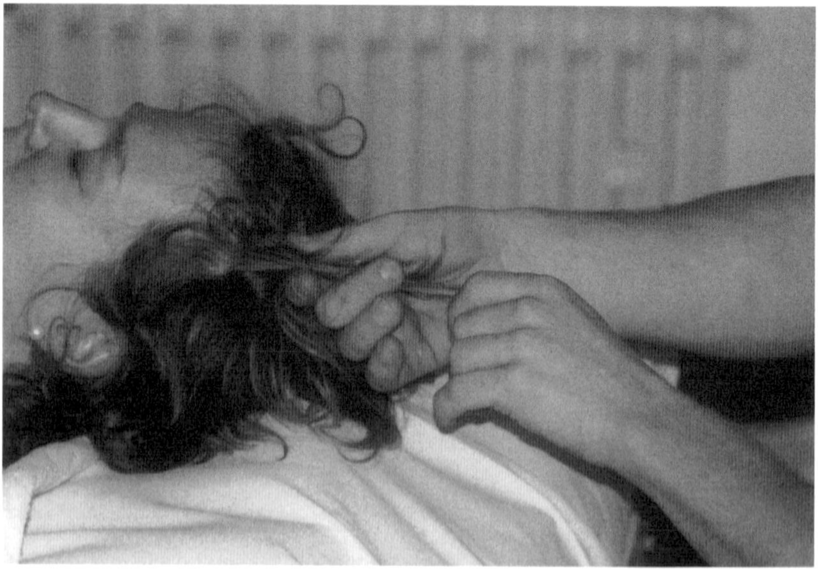

Abb. 34: Ziehen an kleinen Haarbüscheln (Deiters, 1996)

5. „Einshampoonieren" der Haare.

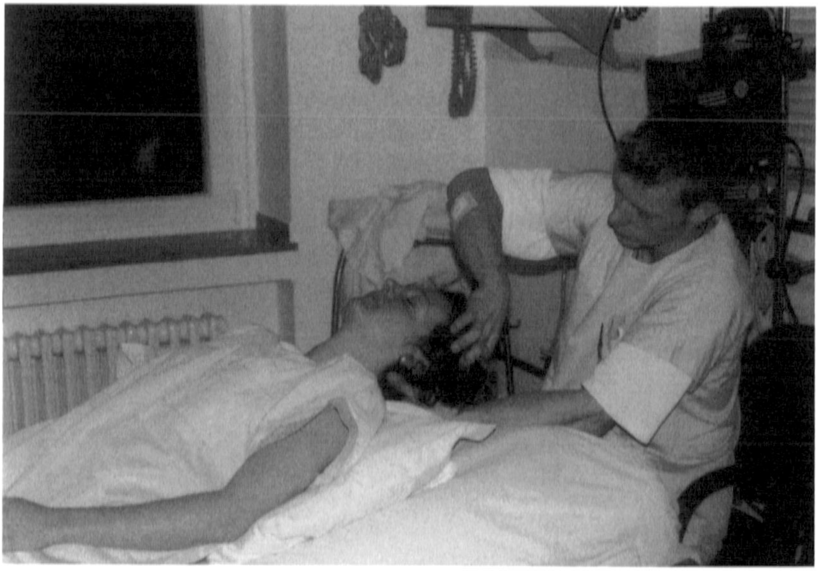

Abb. 35: Unilaterales „Einshampoonieren" der Haare (Deiters, 1996)

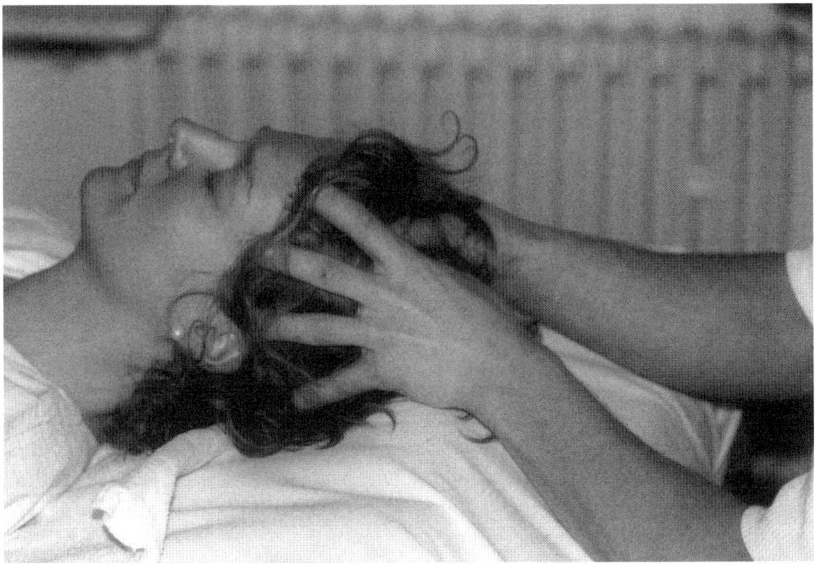

Abb. 36: Bilaterales „Einshampoonieren" der Haare (Deiters, 1996)

6. Manuelles Dehnen sowie zartes Ausstreichen der Nackenmuskulatur

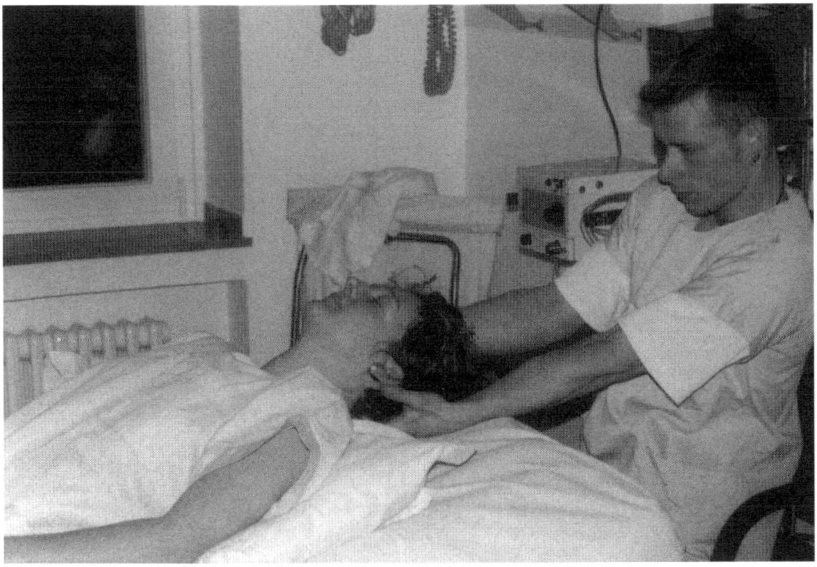

Abb. 37: Dehnen und Ausstreichen der Nackenmuskulatur (Deiters, 1996)

Entweder wird über beiden Hemisphären gleichzeitig massiert oder nach seitlichem Drehen des Kopfes jede Seite einzeln. Durch vorsichtiges Seitwärtsdrehen des Kopfes wird die Nackenmuskulatur gedehnt, was einige Patienten als sehr wohltuend empfinden. Die Durchführung jeder Kopfhautmassage erfolgt nach den individuellen Bedürfnissen und Reaktionen des Patienten. Das bedeutet: wenn ein Patient auf einen der Grundgriffe mit einem Anstieg des Muskeltonus, schnellerer Atmung, Blässe, Hypertonie o. ä. reagiert, ist der betreffende Griff zu unterlassen. Beobachtungen dieser Art müssen im Pflegebericht dokumentiert werden, um eine optimale Informationsweitergabe zu gewährleisten. Allgemeingültige Kriterien für das Erkennen einer negativen Patientenreaktion sind schwerlich aufstellbar, da jeder Patient aufgrund seiner Individualität etwas anders auf unangenehme Reize reagiert. Im professionellen Berühren spricht man auch von zwischenmenschlicher Begegnung. Situationen, in denen sich Menschen gegenüberstehen und nicht zusammenkommen, werden nach Buber (1992) als „Vergegnungen" bezeichnet. Für solche „Vergegnungen" gibt es die mannigfaltigsten Ursachen. Von einfachen Stimmungsschwankungen bis hin zu Menschen; die sich einfach unsympathisch sind, die sich nicht „riechen" können. Eine Veränderung der Intention bedeutet immer auch eine Veränderung der Berührungsqualität und der Entspannungsreaktion (Großmann-Schnyder 1992). Wichtig bei der Durchführung der KHM ist ein Ausrichten der Berührung an den Reaktionen des Patienten. Gefragt ist kein „starres Massageprogramm", das der Patient durchlaufen muß, sondern Individualität in jeder Be-Hand-lung. Die an dieser Stelle beschriebenen Massagegriffe sollten keinesfalls als die einzige und endgültige Form der Kopfhautmassage angesehen werden. Vielmehr ist immer zu bedenken, daß jeder Mensch verschieden ist und daß, sofern es keine medizinischen Kontraindikationen gibt, erlaubt ist was vom Klienten als angenehm empfunden wird. Das heißt auch, daß beim Erlernen der KHM weniger das exakte Ausführen bestimmter Griffe, sondern vielmehr die individuelle, praktische Erfahrung, sowohl die des Klienten als auch die des Therapeuten im Mittelpunkt steht.

Kommen wir nun zur Beschreibung der Druckintensitäten. Grundsätzlich wird mit sehr leichtem Druck massiert, der bisweilen einen streichelnden Charakter annimmt. Die Massage dauert insgesamt 20 Minuten und wird mit demselben Handauflegen beendet, mit dem sie begonnen wird. Dies hat den Charakter einer „Rituellen Initialberührung", wie sie unter anderem von H. J. Hannich (1989) für den Umgang mit Intensivpatienten empfohlen wird. Im Anschluß an die Massage wird versucht, die zumeist sehr ruhige Atmosphäre im Zimmer nicht zu stören und dem Patienten die erlangte Entspannung so lange wie möglich zu erhalten. Auch darüber wird der Patient mit beruhigender Stimme informiert. Etwa: „Ich beende jetzt die Massage, aber Sie dürfen noch weiterschlafen." Viele Patienten sind nicht in der Lage, sich zu entspannen, weil sie immer damit rechnen, daß in der nächsten Minute jemand zur Blutentnahme, zum Pflegen oder Röntgen kommt. Es ist sehr wichtig, dem Patienten zu sagen, daß für die nächste halbe Stunde „nichts auf dem Plan steht". Nur dann wird ein Entspannungsversuch erfolgreich sein können. Außerdem informiere ich die Patienten vor einer Kopfhautmassage darüber, daß ich nichts von ihnen erwarte, daß sie einfach nur da liegen dürfen und sofern sie die Massage als angenehm empfinden auch einschlafen können. Wenn mit den Patienten eine Kommunikation auf verbalem Wege möglich ist, macht es Sinn, mit dem Patienten ein Zeichen für die Ablehnung eines als unangenehm empfundenen Griffes zu verabreden. Beispielsweise das Heben der Hand. Eine Kombination von KHM mit entspannender Musik erscheint sehr interessant und ein Versuch lohnenswert, leider bleibt sie im Rahmen der hier beschriebenen Arbeiten noch unberücksichtigt.

7 Kopfhautmassage – bei welchen Patienten?

Indiziert ist die Kopfhautmassage bei folgenden Patientengruppen mit den Gesundheitsproblemen Schlafentzug, Unruhe, Langzeitintubation und Verspannungszuständen. Sicher werden sich im Lauf der nächsten Jahre noch weitere, spezielle Indikationen entwickeln. Hier ist an die Anwendung außerhalb der Intensivtherapie und an die adjuvante, komplementäre Schmerztherapie zu denken. Fakultativ ist die KHM jedoch bei allen ruhebedürftigen Patienten angebracht. Wenn möglich sollte im Vorfeld der Massage geklärt werden, ob dem Patienten Berührungen am Kopf möglicherweise unangenehm sind. Im Idealfall ist dies mit dem Patienten selber zu klären, andernfalls sind diese Informationen im Rahmen der Pflegeanamnese regelmäßig mitzuerfassen, z. B. als Unterpunkt: Ruhe- und Schlafbedürfnis. Eine weitere Möglichkeit besteht in der beschriebenen Befragung der Angehörigen im Bedarfsfall.

Für die erste Arbeit, welche sich mit der KHM beim intensivtherapiepflichtigen Patienten befaßt, wurden gewisse Einschränkungen bei der Auswahl der Patienten gemacht, um die erhaltenen Daten vergleichbar zu machen. (Siehe hierzu die Patientenauswahlkriterien der Arbeit über die KHM beim intensivtherapiepflichtigen erwachsenen Patienten Kapitel 9)

8 Wirkung der Kopfhautmassage

Die hier aufgeführten Wirkungen der KHM beziehen sich, bis auf die Reduktion des Muskeltonus, lediglich auf persönliche Beobachtungen des Autors. Außerdem konnten einige Beobachtungen durch Gespräche mit den Probanden konkretisiert werden.

Sehr häufig wurde beobachtet, daß sich die Atmung unter der KHM veränderte: Erhöhung des Atemzugvolumens und Verlangsamung der Atemfrequenz (gemessen bei Patienten unter ASB über den respiratoreigenen Atemmonitor). Trotz dieses positiven Einflusses auf die Atmung bietet sich eine Erforschung der KHM über autonome Körperfunktionen nicht an, da wie J. S. Barr und N. Taslitz 1970 zeigen konnten, lediglich Trends und keine profunden Ergebnisse zu erwarten sind. Des weiteren ist das „Weichen der Spannung" zu erkennen, wenn man den Patienten aufmerksam beobachtet. Bei einigen Patienten war eine deutliche Entspannung der Gesichtsmimik auszumachen. Es konnte der Eindruck gewonnen werden, daß die meisten Patienten die KHM als sehr angenehm empfunden haben. Von den Patienten, welche vom Bewußtsein her dazu in der Lage waren, wurde dieser Eindruck bestätigt. Allerdings scheint es auch Menschen zu geben, welche die Massage der Kopfhaut nicht als angenehm, sondern ganz im Gegenteil als sehr unangenehm empfinden. Die Ursachen hierfür können vielfältig sein, wie aus dem Kapitel über die Aspekte der Berührung ersichtlich wird. Während der an unserer Klinik durchgeführten Massagen wurde in ca. 5 % der Fälle beobachtet, daß Patienten mit einer Zunahme der Körperspannung und einer angespannten Gesichtsmimik reagierten. Offensichtlich fühlten sich diese Patienten während der Massage vergleichsweise unwohl. Jedesmal wurde die Massage abgebrochen. In einem von beiden Fällen wurde die Massage experimentell mit einer weiteren Entspannungsmethode kombiniert und es wurde sehr früh mit relativ starkem Druck massiert. Dies mag Mitursache für die negative Patientenreaktion gewesen sein.

Möglicherweise zeitigt die KHM eine weitere Wirkung. Einige der gesunden Probanden berichten von einer Beeinflussung des Körperbildes im Sinne einer Dissoziation von Körper und Geist, welche jedoch als äußerst angenehm beschrieben wird. Der Körper wird wahrgenommen, das Empfinden für die Stellung der Gliedmaßen geht einigen Probanden verloren und die Körpergrenzen verschwimmen. Möglicherweise ist dieser Effekt auf die tiefe, körperliche Entspannung bei klarem Bewußtsein zurückzuführen. Einigen kommt dieses Phänomen möglicherweise bekannt vor, da es auch bei der Durchführung anderer Entspannungsmethoden auftritt. Beispielsweise kann man auch im Rahmen des Autogenen Trainings oder der progressiven Muskelentspannung nach Jakobsen das Gefühl entwickeln, man hätte seinen Körper oder einzelne Gliedmaßen einfach neben sich abgelegt. Die beschriebene Dissoziation könnte einigen Zielen der Pflege gegenüber kontraproduktiv sein. Es ist bekannt, daß viele Intensivpatienten, wie bereits beschrieben, aufgrund der diffusen sensorischen Überstimulation die Fähigkeit verlieren, ihre Körpergrenzen wahrzunehmen. Dies führt zu vielen unerwünschten Zuständen. Patienten können sich nicht mehr orientieren und gleiten in Verwirrtheitszustände ab oder sind aufgrund des veränderten Körperbildes nur noch schwer mobilisierbar. Sollte eine solche Wirkung beobachtet werden, bietet sich eine Nachbehandlung mit Basaler Stimulation® an. Das Konzept der Basalen Stimulation® bietet verschiedene Möglichkeiten, einem Patienten die eigenen Körpergrenzen wieder erfahrbar zu machen.[6]

[6] Siehe hierzu Nydahl, P. (1995): Handbuch zur Basalen Stimulation in der Intensivpflege. S. 23–26.

9 KHM-Studie Nr. 1 Kopfhautmassage beim erwachsenen intensivtherapiepflichtigen Patienten

Untersuchung einer Entspannungsmethode für Intensivpatienten

9.1 Thema der Untersuchung

Analyse einer Entspannungsmethode auf ihre Einsetzbarkeit im intensivpflegerischen Bereich. Die Methode der Kopfhautmassage (KHM) ist dem äußeren Anschein nach für die Anwendung bei Intensivpatienten geeignet. Da zu dieser Thematik keine Forschungsarbeiten existieren, wird im Rahmen dieser Untersuchung versucht, die Wirksamkeit der KHM zu beweisen oder zu widerlegen.

9.2 Stichprobe

Die Stichprobe besteht aus 12 Patienten einer operativen Intensivstation, welche zum Zeitpunkt der Untersuchung bereits 72 Stunden und länger intensivmedizinisch behandelt wurden. Die Pflege auf der angesprochenen Station wird im geschlossenen Zimmersystem durchgeführt. Das bedeutet, daß die betreuende Pflegekraft das Zimmer nicht verlassen darf und die Türen geschlossen bleiben. Eine weitere Pflegekraft übernimmt die Versorgung des Zimmers und steht für Lagerungsmaßnahmen und Notfälle zur Verfügung. Die untersuchten Patienten wurden in den operativen Fachdisziplinen der Herz-Thorax- und Gefäßchirurgie, Urologie und Gynäkologie behandelt.

9.3 Patientenauswahlkriterien

- Der Patient oder die Patientin soll intubiert sein.
- Der Patient oder die Patientin soll hämodynamisch stabil sein.
- Auf der derzeit gebräuchlichen Bewußtseinsskala sollen 1–4 Punkte erreicht werden (Modifizierter Ramsey-Score[7] siehe Anhang).
- Der Patient oder die Patientin darf sediert sein (Keine Benzodiazepine, da bei dieser Stoffgruppe ein zentral-muskelrelaxierender Effekt bekannt ist, der das Untersuchungsergebnis verfälschen würde).
- Der Patient oder die Patientin soll 18 Jahre und älter sein (Der Effekt der KHM könnte bei Kindern ein anderer sein und sollte in einer eigenen Studie untersucht werden).

[7] Modifizierte Version des Scoring Systems nach Ramsey et al. (1974) siehe Literaturliste.

Von der Untersuchung ausgeschlossen wurden:

- Neurochirurgische Patienten,
- Schädel-Hirn-traumatisierte Patienten,
- Patienten mit Skalpverletzungen,
- Patienten mit Wirbelsäulentraumata,

da bei diesen Patienten eine Manipulation im verletzten Bereich nicht wünschenswert oder sogar gefährlich sein könnte.

9.4 Hypothese

Die Massage der Kopfhaut bewirkt beim erwachsenen, intensivtherapiepflichtigen Patienten eine Reduzierung des Muskeltonus als Zeichen der Entspannung und Streßreduktion.

9.5 Studiendesign

Es wurde eine vergleichende, experimentelle Arbeit mit zufällig ausgewählten Patienten durchgeführt. Die Probanden wurden in zwei Gruppen eingeteilt:

1. Versuchsgruppe: Bestehend aus 6 Personen (Einmalige Durchführung einer Kopfhautmassage. Dauer: 20 Minuten).
2. Kontrollgruppe: Bestehend aus 6 Personen (Die Probanden wurden genauso gelagert wie die Teilnehmer der Versuchsgruppe, jedoch nicht massiert oder anderweitig berührt).

Die angewandte Massage war nicht standardisiert, sondern orientierte sich mit Hilfe der beschriebenen Grundgriffe am individuellen Empfinden des Patienten. Hierbei wurden Rückmeldungen des Patienten, gleich ob verbaler oder nonverbaler Art, zur Modifikation der Technik herangezogen. Die Zuordnung erfolgte rein zufällig, beide Gruppen waren gleich groß und erfüllten die Zugangsvoraussetzungen für Probanden.

9.6 Instrument zur Datenerhebung

Die Messung des Muskeltonus wurde mit dem Elektromyografie-Gerät M-56 EMG der Firma J&J Enterprises-Washington durchgeführt. Dieses Gerät verfügt über drei Elektroden, mit denen per Impedanzmessung der Muskeltonus ermittelt wird. Da mit diesem Gerät keine fixen Normwerte gemessen werden können, war es nur möglich, aufgrund einer „Baseline-Messung" relative Werte zu ermitteln. Diese erhielt man, indem innerhalb von 5 Minuten Schwelle und Empfindlichkeit des Gerätes auf einen für den Patienten aktuellen Mittelwert tariert wurden. Die Messung erfolgte während der Versuchszeit punktuell nach jeder Minute, so daß sich am Ende ein kurvilinearer Verlauf ergab. Zum Zweck der Datenerhebung wurde ein Protokoll entwickelt, in welches der jeweils aktuelle Wert nach jeder

Minute in ein Raster eingetragen wurde. Das Protokoll ist dem Anhang zu entnehmen.

9.6.1 Positionierung der Elektroden

Bei anderen Messungen, die mit dem Elektromyografie Gerät M-56 EMG durchgeführt wurden, z. B. bei dessen Einsatz im Rahmen der Biofeedbackbehandlung, wurden die Elektroden auf der Stirn befestigt. Diese Position bot sich an, da der Tonus des M. frontalis sehr gut mit dem seelischen Befinden korreliert. Im Falle der Kopfhautmassage erwies sich das Beibehalten der Elektrodenposition im Bereich der Stirn als problematisch, da die Stirngegend mit in die Massage einbezogen wurde. Daher entschloß sich der Autor, die Elektroden auf dem Schultergürtel zu positionieren. Die Elektroden wurden jeweils am Ansatz des M. trapezius, einen Querfinger oberhalb der spinae scapulae und die neutrale Elektrode 20 cm vom Hinterhaupt nach kaudal, links paravertebral angebracht.

Dieser Meßort ist in der Literatur nicht beschrieben. Folgende Überlegungen führten zu dem Entschluß:

1. Der Meßort sollte zentral liegen und möglichst wenig Artefakte provozieren.
2. Streß wirkt sich häufig auf die Muskulatur des Schulter-Nacken-Bereiches aus (z. B. wenn man „den Kopf einziehen“ muß oder „zuviel Verantwortung auf den Schultern tragen“ muß).

Nach Probemessungen schien der Messort aussagekräftig und wurde in der Folge beibehalten. Als Elektroden wurden Kinder-Klebeelektroden der Firma 3-M benutzt.

9.7 Ergebnisse der Messung

12 Patienten wurden in die Studie einbezogen und mittels EMG-Messung auf eine Reduzierung des Muskeltonus hin untersucht. Die Hälfte der Probanden wurde per Zufall einer Kontrollgruppe zugeteilt. Innerhalb der Versuchsgruppe konnte eine Reduzierung des Muskeltonus beobachtet werden. Eine Korrelation mit dem persönlichen Entspannungserleben scheint bei diesen Patienten gegeben zu sein. In der Versuchsgruppe lag die EMG-Spannung im Mittel um 0,25 mV niedriger als bei den Patienten der Kontrollgruppe. Der maximal erreichbare Wert lag bei 3 mV, der minimal erreichbare Wert lag bei 0,0 mV. Die Kurven in Abbildung 3 und 4 entsprechen den Mittelwerten jeder Minute aus der jeweiligen Gruppe.

9.8 Interpretation der Ergebnisse

Während der Massage wurde der Eindruck gewonnen, daß die Patienten sich in den ersten Minuten nicht recht auf die Massage einlassen konnten. Nach ca. 5 Minuten jedoch fiel der Muskeltonus der massierten Patienten unter den Ausgangswert von 1,0 mV ab, um bis zum Ende der Massage auf einem niedrigen Level zu bleiben. Bei zwei Patienten stieg die Spannung unverhältnismäßig stark wieder an. Dies kann dadurch erklärt werden, daß bei diesen Patienten eine Störung während der Entspannungsphase auftrat. In beiden Fällen wurde die Zimmertür unverhofft geöffnet und ein Kollege stellte – uneingedenk der Tatsache, daß in diesem Raum gerade Entspannung stattfand – relativ laut eine Frage. Dieses Verhalten führte zum sofortigen Anstieg des Muskeltonus. Da beide Patienten mit in die Stichprobe einbezogen wurden, sind die Ergebnisse natürlich negativ beeinflußt. Sollte es also möglich sein, ein weitgehend störungsfreies Umfeld zu schaffen, sind mit großer Wahrscheinlichkeit entsprechend positivere Ergebnisse zu erwarten.

Kontrollgruppe
Bei den EMG-Messungen in der Kontrollgruppe wurden insgesamt höhere Spannungen gemessen (siehe Abb. 4) und die Kurvenverläufe innerhalb der Gruppe zeigten keine homogene Tendenz, so daß vermutet werden muß, daß die Patienten während des Erhebungszeitraumes verschiedenen Stressoren ausgesetzt waren und entsprechend mit einer Erhöhung des Muskeltonus reagiert haben (diese Interpretation der Messergebnisse deckt sich im übrigen mit den Beobachtungen des Autors).

Versuchsgruppe
Ein stärkeres Absinken der EMG-Werte wurde bei den Patienten in der Versuchsgruppe beobachtet (siehe Abb. 3). Außerdem waren die Kurvenverläufe innerhalb dieser Gruppe sehr homogen. Das heißt, daß sich die Patientenreaktionen auf die KHM ähnelten. Dies wiederum wird als Ausdruck der Tatsache gewertet, daß die Veränderungen im EMG-Verlauf durch die zu untersuchende Variable „Kopfhautmassage" verursacht wurden. Des weiteren entsprachen die Kurvenverläufe in der Versuchsgruppe den subjektiven Beobachtungen des Autors während der KHM.

9.9 Zusammenfassung und Ausblick

Untersucht wurde eine sehr kleine Gruppe von zwölf intensivtherapiepflichtigen Patienten. Aufgrund der geringen Probandenzahl in der Stichprobe, sind erwartungsgemäß keine verbindlichen, statistischen Aussagen zur Kopfhautmassage zu machen. Jedoch scheinen die Ergebnisse durchaus geeignet, um zum Nachdenken anzuregen. Der Nachweis der Wirksamkeit einer KHM konnte durch die EMG-Messung in dieser Pilotstudie nicht erbracht werden, da die Patienten-Gruppe zu klein war und die Aussagefähigkeit des Meßortes nicht erwiesen ist. Die subjektiven Eindrücke aller an der KHM beteiligten Personen reichen nach Meinung des Autors jedoch aus, um eine größere Untersuchung zu diesem Thema zu rechtfertigen. Des weiteren wäre es von Interesse herauszufinden, wie die KHM von den auf der Intensivstation tätigen Pflegekräften aufgenommen und beurteilt wird. Aus diesem Grunde hat der Autor eine zweite Arbeit angefertigt, in deren Rahmen versucht wird, die angesprochene Thematik näher zu beleuchten (siehe KHM-Studie Nr. 2).

Im folgenden wird der Ablauf einer Kopfhautmassage anhand von zwei Fallbeispiele demonstriert.

9.10 Fallbeispiel 1

Erwachsener Mann 65 Jahre, Zustand nach Bypassoperation, CVVH-pflichtiges Nierenversagen, Ateminsuffizienz, ASB (Assisted Spontanious Breathing), motorisch unruhig, agitiert und ängstlich. Die Massage erfolgte am 45. Behandlungstag. Zunächst wurde der Patient über das Vorhaben informiert und das Zimmer entsprechend vorbereitet. Danach wurde der Patient wie beschrieben gelagert und mit der KHM begonnen.

Der zu Beginn schwer zugängliche Patient wurde nach ca. fünf Minuten deutlich ruhiger, der Tonus der Muskulatur sank sichtbar ab und und er schloß nach Aufforderung die Augen. Die Atmung wurde ruhiger und tiefer. Gegen Ende der zwanzig Minuten dauernden Massage schien der Patient zu schlafen. Dieser Zustand hielt noch ca. 20 Minuten an, bevor der Patient wieder zu seiner Unruhe zurückkehrte. Nach Auskunft der zuständigen Pflegekraft sei der Patient in den folgenden Stunden zwar unruhig gewesen, jedoch nicht mehr so stark wie vor der Massage.

9.11 Fallbeispiel 2

23jähriger Patient mit akuter nekrotisierender Pankreatitis. Die KHM erfolgte am 61. Behandlungstag. Der Patient wurde über 50 Tage lang beatmet, litt unter septischen Temperaturen und wurde diverse Male relaparatomiert, um die Bauchhöhle zu spülen. Aufgrund des langwierigen Verlaufes hat der Patient sehr unruhige Phasen mit zum Teil erheblichen Schlafentzügen hinter sich. Zum Zeitpunkt der Massage wird der Patient von dem betreuenden Pfleger als: „antriebslos, ängstlich und müde, jedoch häufig schlaflos“ beschrieben. Er befindet sich jedoch auf dem Weg relativer Rekonvaleszens, wenn man seinen Ausgangszustand in Rechnung stellt. Er ist nach wie vor sehr geschwächt und wird regelmäßig im Rahmen eines strukturierten Tagesplanes mobilisiert. Der Patient atmet spontan, wird jedoch durch intensive Atemtherapie und intermittierenden Einsatz eines continious Flow CPAP's respiratorisch unterstützt. Der Patient wurde im Rahmen der Mobilisierung gebeten, positive und negative Aspekte seiner Zeit auf der Intensivstation anzusprechen. Dabei wurde deutlich, daß der Ruheentzug und die „permanente Anspannung“ für ihn großen negativen Stellenwert besaßen. Als der Patient über die Möglichkeit der Anwendung von Entspannungsmethoden informiert wurde, reagierte er sehr positiv: „Das wäre ja total super“. Noch am selben Nachmittag wurde auf seinem Zimmer alles entsprechend vorbereitet, der Patient blieb dabei im Liegestuhl sitzen, wurde jedoch für die Durchführung der Massage in die horizontale Position gebracht. (Dies ist nach aktuellen Erfahrungen nicht zwingend notwendig.) Zunächst wurde er über den organisatorischen und zeitlichen Ablauf der Behandlung informiert. Danach wurde er aufgefordert, ruhig und tief ein- und auszuatmen, die Augen zu schließen und den Mund leicht geöffnet zu lassen. Der Patient wurde mit ruhiger, empathischer Stimme ermutigt, während der Massage Rückmeldungen an den Behandler zu geben. Es wurde mit dem Patienten verabredet, daß er zu jedem Zeitpunkt die Massage durch einfaches Heben der Hand (was ihm zu diesem Zeitpunkt schon sehr gut möglich war) abbrechen kann. Positive Rückmeldungen sollten z. B. in Form eines „wohligen Brummens“ gegeben werden. Der Patient wurde entsprechend seinen Wünschen bequem gelagert und die Massage begonnen. Während der ersten zehn Minuten gab der Patient insgesamt viermal positive Rückmeldungen an den Behandler und zwar jedesmal bei Anwendung eines offensichtlich als sehr angenehm erlebten Griffes, der in der Folge vermehrt eingesetzt wurde. Nach 20 Minuten wurde die Massage mit einem flächigen, festen Griff über beiden Hemisphären beendet. Der Patient schlief und wurde nicht geweckt. Nach weiteren zehn Minuten erwachte er durch ein lautes Geräusch auf dem Stationsflur. Daraufhin bat er die ihn betreuende Pflegekraft, in diesem Fall den Behandler, ihn in sein Bett zu bringen. Kurz darauf fiel der Patient wieder in einen – diesmal offensichtlich tieferen – Schlaf.

Der an zweiter Stelle genannte Patient war der erste Intensivpatient, der direkt im Anschluß an die Massage befragt werden konnte. Nach seiner eigenen Aussagen wurde die Massage als „sehr erholsam“ und „angenehm entspannend“ erlebt. Eine Wiederholung der KHM wurde gewünscht und in den Pflegeplan mit aufgenommen.

10 Bericht einer ehemaligen Intensivpatientin

Die Verfasserin dieses Briefes wurde über 50 Tage intensivtherapeutisch betreut. Sie unterzog sich diversen Laparatomien und Thorakotomien, überstand ein reversibles Multiorganversagen und hatte während der Entwöhnung vom Respirator mit massiven Angstzuständen zu kämpfen. Im Rahmen eines strukturierten Tagesplanes wurde zum Zeitpunkt der Beatmungsentwöhnung mit der täglichen Anwendung von Kopfhautmassagen zur Beruhigung und Enspannung begonnen. Die Maßnahme erfolgte in Absprache mit der Patientin und ihren Angehörigen. Sie erleichterte der Patientin nach Einschätzung der betreuenden Pflegekräfte die Streßphasen erheblich.

„Seit Ende Oktober habe ich nun das Krankenhaus verlassen (nach 8 Wochen und 3 Tagen). Mittlerweile sehe ich auch schon wieder wie die Alte aus. Nur kräftemäßig bin ich noch nicht wieder ganz hergestellt. Aber es geht bergauf!

Die Arbeit über die Kopfhautmassage habe ich gelesen. Sie ist sehr interessant. Vieles, was dort geschrieben steht, deckt sich mit meinen Erfahrungen, die ich während meines langen Aufenthaltes auf der Intensivstation gesammelt habe.

Ich wurde gebeten, mir einmal zu überlegen, was ich positiv und was ich negativ während meines Intensivaufenthaltes fand und welche Bedeutung die Kopfhautmassagen für mich hatten. Also, positiv fand ich, daß sich einige Schwestern trotz ihrer vielen Arbeit, viel Zeit für mich genommen haben. Sie haben meine Bedürfnisse erkannt, obwohl ich nicht zu ihnen sprechen konnte. So sind sie zum Beispiel im Zimmer geblieben und haben mich nicht allein gelassen (geschlossenes Zimmersystem – Anm. d. Autors). Sie haben mit mir geredet und haben meine Hand gehalten, wenn mich bei meinen schwierigen Atemübungen die Panik befiel (Beatmungsentwöhnungsphase – Anm. d. Autors). Ja, bei einigen habe ich mich sogar auf das Waschen gefreut; bei ihnen konnte man von „professionellem Berühren" reden. Als negativ habe ich die ständige Unruhe auf der Intensivstation empfunden. Selbst nachts kam man häufig nicht zur Ruhe, da neue Patienten in das Zimmer kamen und dann laut gesprochen und hantiert wurde. Besonders unangenehm fand ich jedoch die Visiten, die ja mit einer enormen Anzahl an Personen durchgeführt werden. Man liegt da völlig hilflos und fast 20 Augenpaare starren einem auf die Operationsnarben. Mir hat diese Art der Visite ziemlich viel Angst eingejagt und außerdem Alpträume bei mir verursacht. Da ich die meiste Zeit sehr unruhig war und somit auch kaum zum Schlafen gekommen bin, hatten die Kopfhautmassagen große Bedeutung für mich. Sie waren sehr angenehm und wirkten ungeheuer beruhigend auf mich. Durch sie konnte ich mich entspannen und einschlafen, da ich mich in diesen Momenten sicher und geborgen fühlte."

11 Aus der Praxis für die Praxis

Im folgenden wird in der Formulierung nicht zwischen gesunder Testperson und Patient bzw. zwischen Therapeut und KHM-Lernendem unterschieden. Die Durchführung der KHM erfordert im wesentlichen viel Erfahrung mit der Methode und der Situation des Intensivpatienten. Dies bedeutet, daß mit zunehmender Erfahrung im Bereich der KHM auch die therapeutische Kompetenz der anwendenden Pflegekraft wächst. Die KHM sollte niemals beim Intensivpatienten „ausprobiert“ werden. Zu diesem Zweck sollte man auf Kollegen, Bekannte und Freunde zurückgreifen. Dieses Vorgehen bietet den Vorteil, daß der oder die Lernende sich primär auf die KHM konzentrieren kann, ohne von den Umgebungsbedingungen abgelenkt zu werden. Außerdem ist bei der vorgeschlagenen Konstellation die Kommunikation zwischen Klient und Therapeut problemloser möglich, als dies mit Intensivpatienten möglich wäre. Der Therapeut kann seine Fähigkeit allmählich verbessern und dabei das Feedback seines Klienten nutzen. Wenn beide Partner, Klient und Therapeut, entspannt und zufrieden aus der KHM hervorgehen, ist der Zeitpunkt für die Anwendung beim Intensivpatienten gekommen. Die meisten Probeklienten sind überdies sehr dankbar für die erhaltene Kopfhautmassage. Im Verlauf dieses Kapitels möchte ich erste Erfahrungen und Tips weitergeben, welche mir bei der Einbringung der KHM in meine eigene pflegerische Arbeit sehr geholfen haben.

Zunächst einmal gilt es herauszufinden, ob ein Patient überhaupt von einer KHM profitieren könnte. Bei dieser Überlegung wird Ihnen das Kapitel „KHM – bei welchen Patienten?“ hilfreich sein. Wenn Sie der Meinung sind, daß ein Patient Vorteile aus einer Entspannungstherapie ziehen könnte, dann ist es wichtig, einen Zeitplan zu machen. Optimalerweise wird dieser Zeitplan in Absprache mit dem Patienten erstellt.

Beispiel:
Es ist 14.00 Uhr, Ihr Patient äußert den Wunsch nach einer KHM. Da er um 15.00 Uhr einen Termin im CT hat, bietet es sich an, die Entspannung erst im Anschluß an die Untersuchung durchzuführen, denn es wäre sehr funktional gedacht, wenn man glaubte, daß eine Kopfhautmassage einen entspannenden Effekt haben könnte, wenn der Patient bereits wenige Minuten danach wieder der Diagnostik, Therapie bzw. der Pflege zur Verfügung stehen muß.

So hat es sich als günstig erwiesen, eine KHM beispielsweise nach der Körperpflege anzubieten. Auf diese Art und Weise haben die Patienten im Anschluß an ihre Entspannungsphase eine Zeit, in der sie die Entspannung auskosten können. Viele Patienten schlafen nach einer Kopfhautmassage ein. Man kann sich vorstellen, daß eine Entspannungstherapie wenig erfolgreich ist, wenn der Patient direkt nach Abschluß der Therapie geweckt und wieder in den intensivmedizinischen Alltag integriert wird. Die Pause nach der Entspannung hilft also offensichtlich, den entspannenden Effekt zu verstärken. Um die Umgebung möglichst störungsfrei zu gestalten, ist es von großem Interesse zu wissen, was von den Patienten als beeinträchtigend erlebt wird. Die folgende Faktoren wurden von befragten Intensivpatienten als störend und die Entspannung beeinträchtigend beschrieben:

- Laute Gespräche innerhalb und außerhalb des Intensivzimmers.
- Laute Monitoralarme.
- Aufreißen von Einmalverpackungen.
- Entleeren von Mülltüten oder Glasbehältern in der Nähe des Patientenzimmers.

All diese Störfaktoren sind zwar unbewußt, jedoch nicht unbeeinflußbar Bestandteil der täglichen Arbeit auf der Intensivstation. Viele Pflegekräfte waren im Verlauf der zweiten Forschungsarbeit sehr erstaunt, wie störend diese Faktoren sich auswirken, wenn man versucht, in einem Intensivzimmer „Ruhe" einkehren zu lassen. Daß dies trotz aller Widrigkeiten möglich ist, zeigen die vielen positiven Rückmeldungen von Patienten und Mitarbeitern.

Einige Maßnahmen, die während der Massage mehr Ruhe für die Patienten ermöglichen sollen:

- Mit gedämpfter Stimme sprechen.
- Kollegen, sowohl pflegerische als auch ärztliche, um ihre Unterstützung bitten (d. h.: kein plötzliches Öffnen der Zimmertür, keine überflüssigen Gespräche im Zimmer etc.).
- Lichteinfall dämpfen.
- Systolenton ausstellen.
- Alarmgrenzen in vertretbarem Rahmen „weitstellen".
- Alarmton soweit wie möglich dämpfen (Da man unmittelbaren Patientenkontakt hat, ist eine bessere Überwachung kaum möglich, und ein leiser Alarmton reicht vollkommen aus).
- Als sehr positiv haben sich Monitorsysteme bewährt, welche eine Möglichkeit bieten, auftretende Fehlalarme während der KHM zu quittieren z. B. durch ein externes Steuerungsmodul.
- Hinweisschilder wie „Bitte nicht stören" können allen Beteiligten helfen, sich diese noch ungewohnte Situation bewußter zu machen. (s. Abb. 26)

Es versteht sich von selbst, daß in dringenden Fällen die üblichen Prioritäten gelten!

12 Wer sollte die Kopfhautmassage durchführen?

Aufgrund der beschriebenen Schlüsselposition, welche Pflegende bei der Genesung eines erkrankten Menschen innehaben, ist es nur konsequent, wenn sie (die Pflegekräfte) durch eine Tätigkeit, welche die Menschlichkeit und das Wohlbefinden des Patienten ins Zentrum des Bewußtseins rückt, den Kreis zur Ganzheit schließen und sich auch um die psychischen Bedürfnisse des Patienten kümmern. Schließlich sind Intensivpflegekräfte diejenige Berufsgruppe, welche den häufigsten und auch intimsten Kontakt zu den Patienten „pflegt". Ich halte das Delegieren von Entspannungsmaßnahmen für riskant. Zum Beispiel könnte argumentiert werden, Krankengymnasten bzw. Masseure seien kompetenter in der Anwendung von Massagetechniken und sollten daher die Anwendung der KHM übernehmen. Die hier beschriebene Form der KHM ist technisch einfach zu erlernen. Die Fähigkeit, innerlich ruhig zu sein, läßt sich kaum im Rahmen einer, wie auch immer gearteten Ausbildung erlernen, sondern fällt sicherlich in den Bereich der persönlichen Kompetenz. In diesem Kapitel möchte ich erläutern, warum Intensivpflegekräfte meiner Meinung nach am besten für die Durchführung der KHM geeignet sind.

In der Vergangenheit wurde die Krankenpflege unter dem Gesichtspunkt der Ganzheitlichkeit vernachlässigt (z. B. durch das Pflegesystem der Funktionspflege). Heute steht jedoch die psychophysische und soziale Genesung sowie die Reintegration des Patienten im Vordergrund. Dazu gehört es auch, ein ausgewogenes Verhältnis zwischen diagnostisch-therapeutischen Anforderungen (Röntgen, Pflege, EKG etc.) einerseits und dem Ruhebedürfnis des Patienten andererseits zu erhalten, bzw. sofern nicht vorhanden, primär neu zu schaffen. Es gibt unendlich viele Varianten, einem Patienten die Möglichkeit zu geben, sich zu entspannen. Welche letztlich gewählt wird, ist von eher sekundärer Natur. *Wichtig ist, daß der Patient nicht zum Selbstbedienungsladen des medizinischen Personals wird.* An dieser Stelle werden die Pflegekräfte, wiederum aufgrund ihrer besonderen Position im therapeutischen Team, zum Anwalt des Patienten, der sie vor Überlastung schützt. So werden durch Absprachen mit den Ärzten oder diagnostischen Abteilungen bestimmte Untersuchungen außerhalb der Ruhezeiten des Patienten geplant. E. Rohman spricht in diesem Zusammenhang auch von einer „Solidargemeinschaft zwischen Patient und Intensivpflegekraft".[8] Die Vielfalt potentieller Methoden zur Entspannung sollte die Pflegenden nicht verwirren. Es gibt keinen Königsweg zur Entspannung, keine „Wahrheit", nur Sichtweisen. Daher ist es eine große Herausforderung für uns Pflegende, mit der Einbeziehung dieses wichtigen Aspekts in unser tägliches Handeln unsere Professionalität zu steigern und unsere Pflegequalität zu verbessern. Allerdings sollten wir uns bemühen, die angewandten Methoden in geeigneter Weise wissenschaftlich zu begründen, um dieses neue Konzept nicht von Anfang an auf tönerne Füße zu stel-

[8] Rohmann, Elisabeth: „Auswirkungen des Betriebsklimas auf die Pflege", Nichtveröffentliche Jahresarbeit im Rahmen des Stationsleitungskurses von 1995 an der Medizinischen Einrichtung der Westfälischen Wilhelms Universität – Münster.

len. Christel Bienstein äußert sich zu diesem Problem wie folgt: „Letztendlich bedeutet professionelle Pflege geben, daß sich diese an einem fundierten wissenschaftlich-überprüfbaren Wissen orientiert und dies zu einer effektiven Anwendung bringen kann."[9]

Zur Durchführung der KHM auf der Intensivtherapiestation eignen sich Intensivpflegekräfte am besten. Da sie aufgrund ihres Ausbildungsstandes, ihrer Erfahrung und ihrer Stellung innerhalb des therapeutischen Teams am kompetentesten sind, die Indikation für eine Entspannungstherapie zu stellen. Aufgrund ihrer Erfahrung mit den Formen und Möglichkeiten der modernen Intensivtherapie, ist es ihnen möglich, die „Überwachungsmaschinerie" bei ihrer Arbeit dezent in den Hintergrund zu stellen, ohne dabei die Überwachung der Vitalwerte zu vernachlässigen. Die Maschinen und Computer im Patientenzimmer sollten uns in die Lage versetzen, mit ihrer Hilfe die Qualität und die Quantität unserer Pflegehandlungen zu steigern. *Niemals dürfen hier Geräte im Vordergrund stehen, sondern immer der Mensch, zu dessen Gesundung die Geräte letztlich angeschafft wurden.* Beispielsweise wurde im Kapitel 10 empfohlen, den QRS-Ton aus- und die Alarmfunktion leiserzustellen. Für all diese notwendigen Maßnahmen bedarf es fundierter Fähigkeiten und eines profunden Wissens, welche eine verläßliche Einschätzung der Patientensituation zulassen. Außerdem sind die Pflegenden innerhalb des therapeutischen Teams diejenigen, welche die meiste Zeit des Tages am Patientenbett verbringen. Daher scheint es organisatorisch nur sinnvoll, wenn diese Berufsgruppe sich auch um die Tagesstruktur des Patienten kümmert. Das konsequente Einhalten solcher Tagesstrukturpläne beinhaltet unter anderem auch Gespräche mit anderen Mitgliedern des therapeutischen Teams wie z. B. Krankengymnasten, Ärzten, diagnostischen Abteilungen und Angehörigen. Diese Absprachen können beispielsweise so aussehen, daß dem Patienten eine gewisse Ruhezeit garantiert wird, indem man sich darüber einigt, daß therapeutische Routineinterventionen wie das Wechseln zentraler Venenkatheter nicht in den Nachtstunden erfolgt. Diagnostische Verfahren könnten mit dem Verständnis der zuständigen Abteilungen und der Ärzte außerhalb der individuellen Ruhezeiten der Patienten durchgeführt werden. Dem Ruhebedürfnis des Patienten könnte oft eine höhere Priorität eingeräumt werden, wenn das Team diesbezüglich sensibilisiert wäre. Bei allen hier angesprochenen Maßnahmen geht es darum, den Routinebetrieb menschenfreundlicher zu gestalten. Wie schon erwähnt, versteht es sich von selbst, daß der Umfang solcher Regelungen durch das Auftreten von Notfällen bzw. großem Arbeitsanfall limitiert wird. Leider wird auch in der medizinischen Literatur diesem Problem viel zu wenig Beachtung geschenkt. Trotz der vielfältigen Veröffentlichungen, beispielsweise von Prof. Dr. Hannich. So wird in einem einschlägigen Lehrbuch für Intensivpflege (Larsen, 1992) noch immer die Meinung vertreten, daß der wichtige emotionale Bedürfnisaspekt bei der Körperpflege, zugunsten medizinischer Ziele in den Hintergrund zu treten habe. – Warum nicht beides nebeneinander existieren kann, wird in diesem Zusammenhang leider nicht erklärt. – H. Friesacher (1995) hält diese von Larsen propagierte Auffassung für antiquiert und einer modernen Konzeption von Intensivpflege nicht mehr ent-

[9] Bienstein, Ch.: Pflege als Profession. In: Bienstein/Schröder et al. (1989): Dekubitus-Prophylaxe und Therapie, S. 12–18. DBFK-Verlag, Eschborn.

sprechend. Mit der KHM steht eine weitere Möglichkeit zur Verfügung, einem Menschen, der sich in einer extremen Krisensituation befindet, zu helfen, ihm Wohlbefinden zu vermitteln. Ob diese Methode Therapeutic touch, Musiktherapie, Shiatzu, Fußreflexzonenmassage oder Kopfhautmassage heißt, ist von eher sekundärer Natur. Wichtig, und allen gemeinsam, ist die Bereitschaft der Behandler, den Menschen nicht nur als Mechanismus zu sehen, der nach physiologischen Gesetzen arbeitet, sondern als ein Wesen mit zu erhaltender psychophysischer Integrität. Die Entmenschlichung in der Intensivmedizin geht mit der fortschreitenden Technisierung Hand in Hand. Vieleicht ist es möglich mit Hilfe des Einsatzes von Entspannungsmethoden, die Diskrepanz zwischen technischer Maximalversorgung und seelisch-psychischer Vereinsamung etwas zu verringern. Diese Arbeit soll dazu anregen, sich der Tendenz der rein organmedizinischen Betrachtungsweise, wie sie leider noch weit verbreitet ist, entgegenzustellen und trotz des immensen technischen Aufwandes den schwerkranken Menschen und seine individuelle Persönlichkeit, sowie sein Ruhebedürfnis in den Mittelpunkt zu stellen.

13 KHM-Studie Nr. 2: Entspannungstherapie auf der Intensivstation

Eine Befragung unter Intensivpflegekräften

13.1 Einleitung

Aus den Erkenntnissen, die das Buch bisher zu vermitteln vermochte, ergeben sich weitere Probleme:

- Wie beurteilt das pflegerische Team die beschriebene Problematik und die neuen Erkenntnisse?
- Wie wird die Methode der Kopfhautmassage von Intensivpflegekräften aufgenommen und empfunden?
- Besteht aus Sicht der Intensivpflegekräfte ein Bedarf an Entspannung?
- Ist die Methode der Kopfhautmassage in den pflegerischen Alltag integrierbar?

Da diese Fragen natürlich schlecht theoretisch, sondern besser durch praktische Erfahrungen beantwortet werden können, entschloß sich der Autor, eine dies betreffende zweite Arbeit anzuschließen. Daher führte er mit einer Stichprobe von Intensivpflegekräften eine zwanzigminütige Kopfhautmassage durch, um danach (in der Regel innerhalb eines Zeitraumes von einer halben Stunde), ein strukturiertes Interview zur Beantwortung der o. g. Fragen zu führen.

13.2 Stichprobe

Untersucht wurden erfahrene Intensivpflegekräfte einer anästhesiologischen Klinik eines Hauses der Maximalversorgung, welche auf drei verschiedenen Intensivstationen mit insgesamt 18 Betten tätig sind. Die Patienten dieser Stationen entstammten primär den folgenden Fachabteilungen: Allgemein- und Unfallchirurgie, Gynäkologie, Orthopädie, Herz-Thoraxchirurgie, Urologie und Neurochirurgie.

Die Anzahl an Dienstjahren, nach denen Pflegepersonen als „erfahren“ bezeichnet werden können, ist unterschiedlich. In dieser Untersuchung wurde eine Grenze bei zwölf Monaten gezogen. Dem Autor war es wichtig, erfahrene Intensivschwestern und -pfleger zu befragen, weil „unerfahrene“ Kollegen in der Regel noch zuviel mit sich selbst zu tun haben, als daß sie die Situation realistisch beurteilen könnten. Zumeist sind diese Kollegen – aus verständlichen Gründen – auch noch nicht in der Lage, die Technik „dezent in den Hintergrund zu stellen“. Ein solches Verhalten ist sicherlich auch erst nach dem Erwerb entsprechender Fähigkeiten wünschenswert.

In diese Untersuchung wurden 25 Intensivpflegekräfte einbezogen. Das Durchschnittsalter lag bei 28,1 Jahren bei einer Standartabweichung von 3,1. Der jüngste Kollege war 22 und die älteste Kollegin 34 Jahre alt. Die durchschnittliche Pflegeerfahrung der examinierten Pflegekräfte innerhalb der Stichprobe lag bei 50,5 Monaten, bei einer Standardabweichung von 34,5 Monaten.

64 % der Pflegekräfte haben eine zweijährige Fachausbildung in der Anästhesie und Intensivpflege absolviert.

13.3 Studiendesign

Es wurde eine qualitative Forschungsarbeit mit zufällig ausgewählten Probanden durchgeführt (die einzige Einschränkung, die gemacht wurde, war das Dienstalter).

Zur Datenerhebung wurde ein Protokoll entwickelt, mit dessen Hilfe der Autor selbst ein strukturiertes Interview führte. (Das Protokoll entnehmen Sie bitte dem Anhang.) Es wurde eine Stichprobe, bestehend aus erfahrenen Intensivpflegekräften, welche eine einmalige, 20 minütige Kopfhautmassage erhielten, untersucht. In allen Fällen wurde die Massage im Bereich der Intensivstation durchgeführt, so daß den Probanden zumindest ein räumliches und akustisches Einfinden in die Situation des Patienten möglich war.

13.4 Erläuterungen zur Methode der Datenerhebung

Für die Erhebung der Daten wurde vom Autor die Methode des strukturierten Interviews gewählt. Dadurch war es möglich, einerseits die Daten übersichtlich zu sammeln und zu analysieren, und andererseits auf Mißverständnisse oder Unklarheiten direkt eingehen zu können und damit die Zuverlässigkeit der erhaltenen Daten zu erhöhen. Als Untersuchungsinstrument wurde, den Anforderungen der Untersuchung entsprechend, ein fragebogenähnliches Interviewprotokoll vom Autor angefertigt. (Dessen Inhalt und Struktur entnehmen Sie bitte dem Abschnitt über das Untersuchungsinstrument). Das Protokoll wurde von verschiedenen, erfahrenen Forschern aus dem Fachbereich Psychologie begutachtet, so daß aufgrund von Expertenurteilen logisch inhaltliche Validität besteht. Da Planung, Durchführung und Auswertung dieser Forschungsarbeit in der Hand derselben Person lagen, kann eine gewisse tendenziöse Wahrnehmung sicherlich nicht ausgeschlossen werden. Daher wäre es wünschenswert, die beschriebene Arbeit mit entsprechend größeren Probandenkollektiven zu wiederholen, um die Ergebnisse zu stützen bzw. zu konkretisieren. Ein Teil des Interviews wurde vor, ein anderer nach Durchführung der Kopfhautmassage durchgeführt. Zu Struktur und Inhalt des Protokolls lesen Sie bitte den folgenden Abschnitt.

13.5 Instrument zur Datenerhebung

Der Fragebogen (siehe Anhang) besteht im wesentlichen aus 15 Fragen, welche vier abzufragende Bereiche bilden.

1. **Fragen 1 bis 4:** Allgemeine soziographische Daten
2. **Fragen 5 bis 7:** Persönliche Einstellung des Probanden zur beschriebenen Problematik
3. **Fragen 8 bis 11 sowie Frage 15:** Persönliches Empfinden der KHM
4. **Fragen 12 bis 14.1:** Fragen zur Realität im intensivpflegerischen Alltag

- Die Fragen 1 bis 8 wurden den Probanden *vor* der Durchführung der KHM gestellt, um die **Ist-Situation** auf der Intensivstation zu eruieren (Frage Nr. 5, 6, 7) und um die **Befindlichkeit *vor* der Massage** zu dokumentieren (Frage Nr. 8).
- Die Fragen 9 bis 15 wurden nach der Durchführung der KHM gestellt, um Auskunft über das **Befinden *während*** (Frage Nr. 10, 11) und ***nach*** (Frage Nr. 9) **Durchführung der KHM** zu erhalten.
- Die Fragen 12 bis 14.1 befassen sich mit der potentiellen Akzeptanz (Frage Nr. 13, 14) der KHM, sowie mit der **potentiellen Integration in die Arbeitsrealität** der Befragten (Frage Nr. 14, 14.1).

13.6 Ergebnisse

Allgemeine soziographische Daten

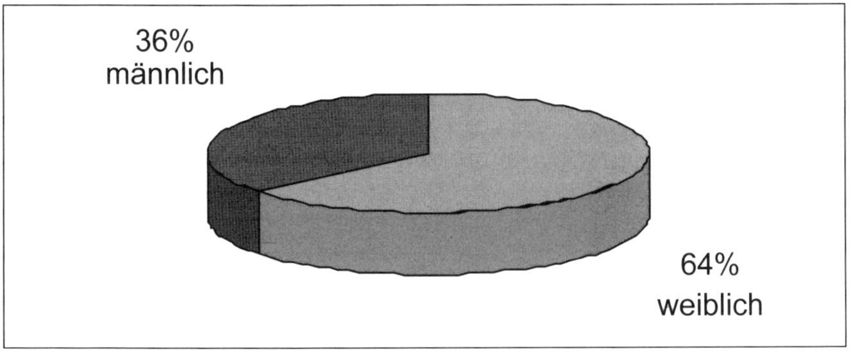

Grafik I Geschlechterverteilung innerhalb der Stichprobe

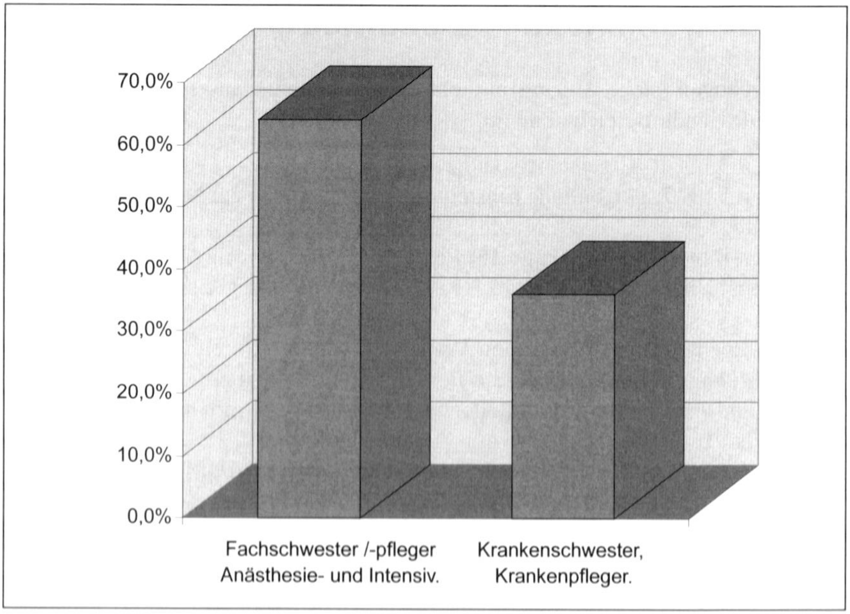

Grafik II Anteil des Fachpflegepersonals in der Stichprobe

Darstellung der Ist Situation

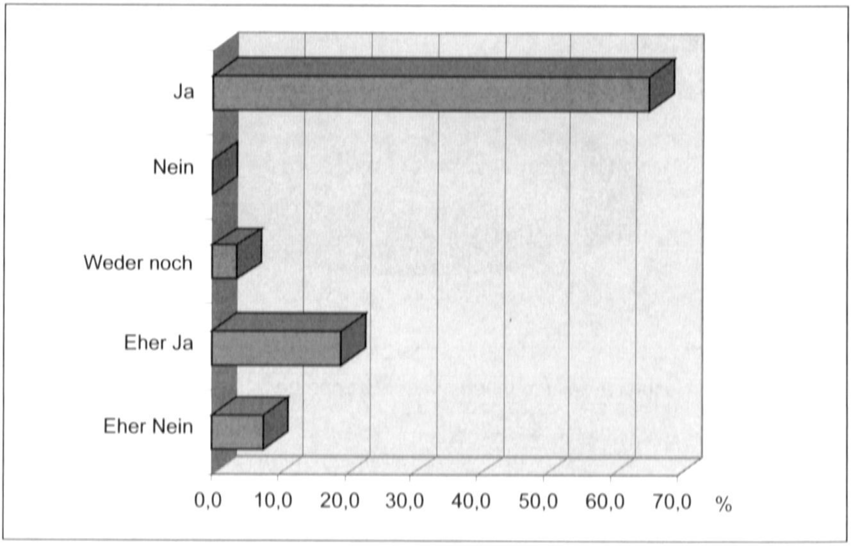

Grafik III Glauben Sie, daß ein intensivtherapiepflichtiger, kranker Mensch ein Bedürfnis nach Ruhe und Entspannung hat?

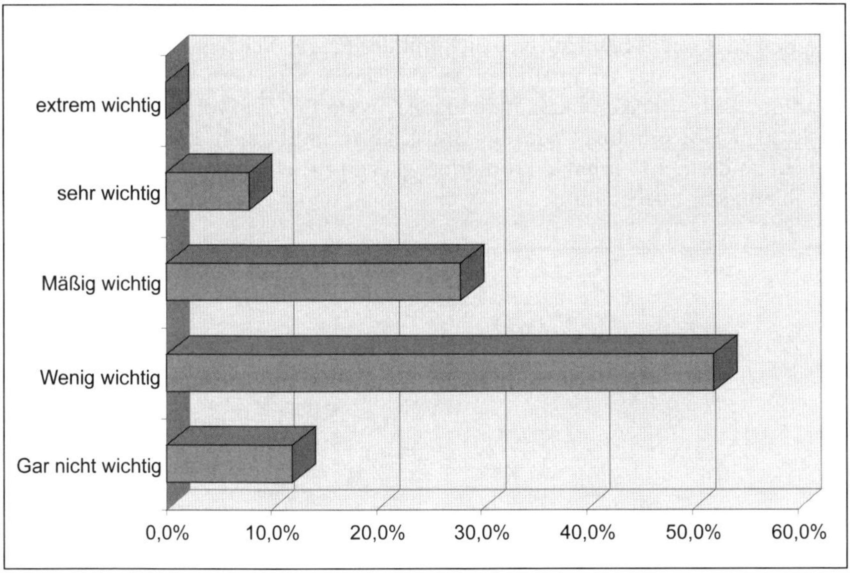

Grafik IV Welchen Stellenwert haben Ruhe und Entspannung der Patienten auf der Intensivstation, für das Behandlungsteam.

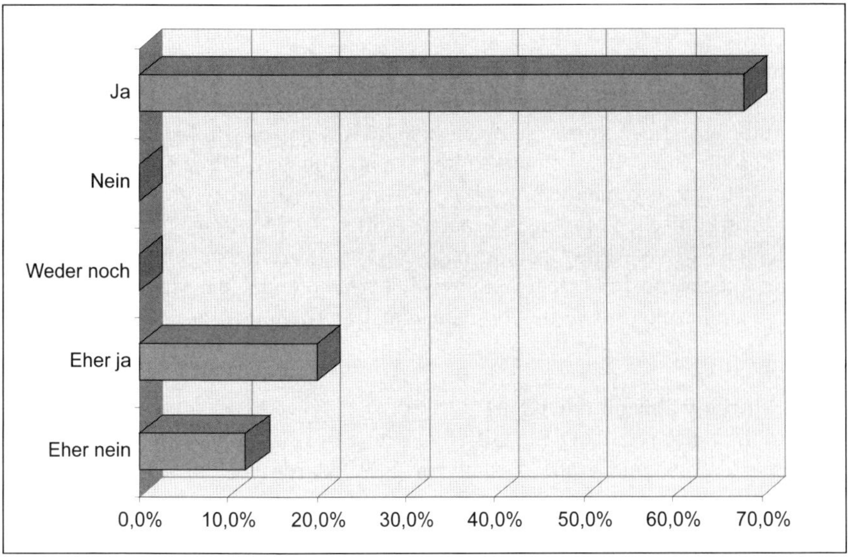

Grafik V Ist es sinnvoll, bei Intensivtherapie-Patienten Entspannungsmethoden anzuwenden?

Auswertung der Befindlichkeitsskala

Die Fragen **8** und **9** beschäftigten sich mit der Frage, welchen Einfluß die Kopfhautmassage auf das Wohlbefinden der Probanden hat. Hierbei wurden auf einer 5stufigen Befindlichkeitsskala individuelle Werte für das Wohlbefinden vor und nach der KHM ermittelt. Wie die Grafik zeigt, ergibt sich eine deutliche Verschiebung der Schwerpunkte (vorher/nachher), in Richtung einer Steigerung des Wohlbefindens (siehe Grafik 6).

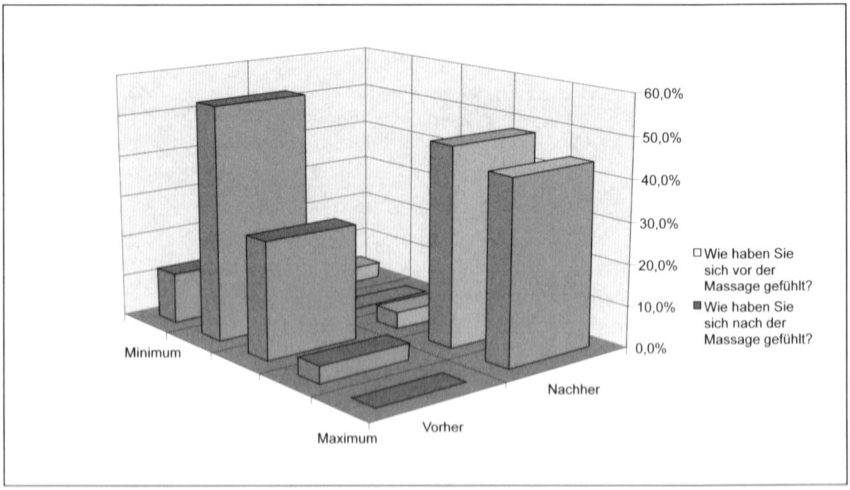

Grafik VI Selbsteinschätzung: „Wohlbefinden"

Beschreibung des subjektiven Erlebens einer KHM

Um das subjektive Erleben einer Kopfhautmassage darstellbar zu machen, wurde vom Autor eine Liste von Adjektiven erstellt, aus der die Probanden die zutreffende Beschreibung übernehmen sollten (siehe Anhang). Diese Liste basiert auf den am häufigsten genannten Adjektiven, welche im Rahmen von Interviews zu ca. 50 außerklinischen Massagen genannt wurden. Auf die Frage Nummer 10 hin, beschreiben 92 % der Pflegepersonen die KHM als beruhigend, entspannend oder nannten sonstige positiv belegte Adjektive. 4 % empfanden die Massage als beunruhigend und weitere 4 % beschrieben ihre Empfindungen als „neutral" (siehe Grafik 7).

Störfaktoren während der KHM

Im Einführungskapitel über die Differenzierung des Problems wurde darauf hingewiesen, daß es eine große Anzahl von Störfaktoren auf einer Intensivstation gibt. Da die Augen während der Kopfhautmassage geschlossen sind, beziehen sich die Störfaktoren der Liste zur Frage 11 hauptsächlich auf akustische Ereignisse[10].

[10] Die Liste der akustischen Störfaktoren ist dem Anhang zu entnehmen.

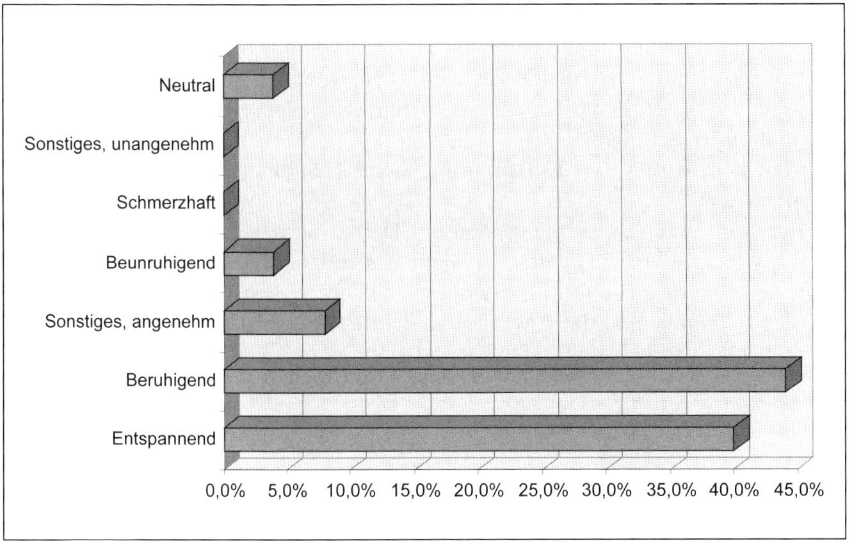

Grafik VII Welches Adjektiv kommt Ihrem subjektiven Gefühl während der KHM am nächsten?

Andere, seltener genannte störende Einflußfaktoren wurden im Punkt 7 der Liste zur Frage 11 unter „sonstiges" zusammengefaßt.

Da das Ergebnis mit 12 % bei „sonstiges" vergleichsweise niedrig lag, wurde auf eine weitere Differenzierung verzichtet (siehe Grafik 8).

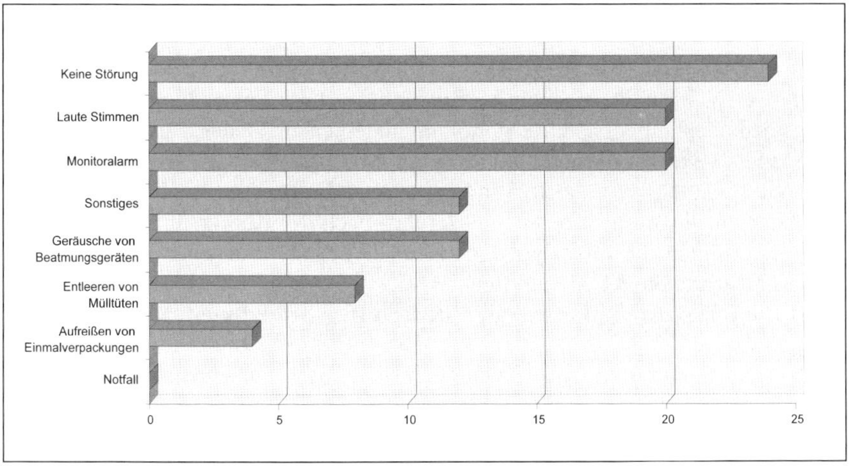

Grafik VIII Welche Faktoren haben Sie im Verlauf der Kopfhautmassage als störend erlebt?

Intensivpflegerische Realität

Wie das Ergebnis der Frage Nummer 5 zeigen konnte, sind 68 % der befragten Intensivpflegekräfte der Ansicht, daß ein Intensivpatient ein Ruhe- und Entspannungsbedürfnis hat. Frage 12 soll nun klären, ob diesem Bedürfnis entsprechend Rechnung getragen wird.

Wird dem Ruhe- und Entspannungsbedürfnis der Patienten ausreichend entsprochen?

Hier sind 56 % der Meinung, daß ein Defizit besteht und dieses Bedürfniss nicht befriedigt wird. 28 % drücken sich vorsichtiger aus und meinen, es würde „eher nicht“ berücksichtigt, 12 % äußern sich „eher positiv“ zu dieser Frage und 4 % der Befragten sind der Ansicht, daß dem Ruhe- und Entspannungsbedürfnis ausreichend entsprochen wird (siehe Grafik 9).

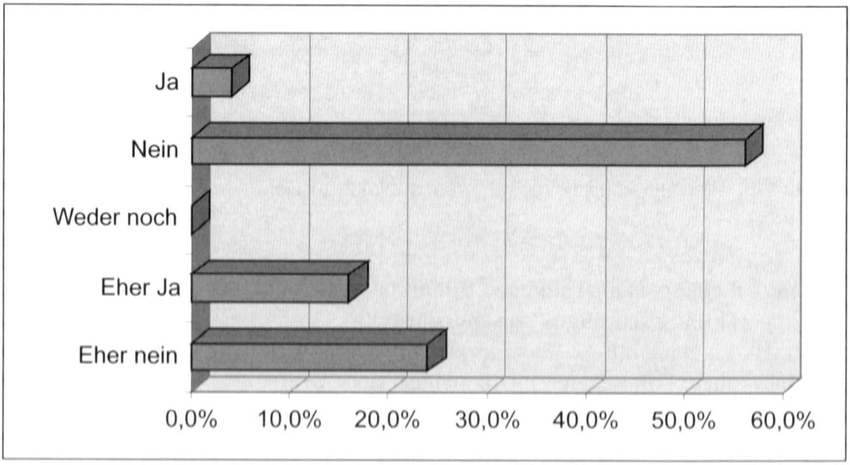

Grafik IX Sind Sie der Meinung, daß dem Ruhe- und Entspannungsbedürfnis der Patienten ausreichend entsprochen wird?

Die Frage Nr. 7 befaßte sich mit der Sinnhaftigkeit der Anwendung von Entspannungsmethoden auf der Intensivstation im allgemeinen. Daher wurde im Rahmen der Frage 13 explizit nach der Eignung der Kopfhautmassage als Entspannungsmethode für Intensivpatienten gefragt. Da diese Frage, wie im Kapitel über das Untersuchungsinstrument bereits ausgeführt, nach der Kopfhautmassage gestellt wurde, verfügten die Intensivpflegekräfte bei Beantwortung der Frage 13 über Erfahrungswerte die KHM betreffend.

Ist die KHM zur Entspannung intensivpflegebedürftiger Patienten geeignet?

Bei Auswertung der Frage 13 waren 76 % der befragten Pflegekräfte der Meinung, die KHM sei eine geeignete Entspannungsmethode für die Anwendung auf der Intensivstation. 20 % formulieren diesen Eindruck vorsichtig mit „eher Ja“, und 4 % halten die Anwendung der KHM für „nicht geeignet“, um intensivtherapiepflichtige Patienten zu entspannen (siehe Grafik 10).

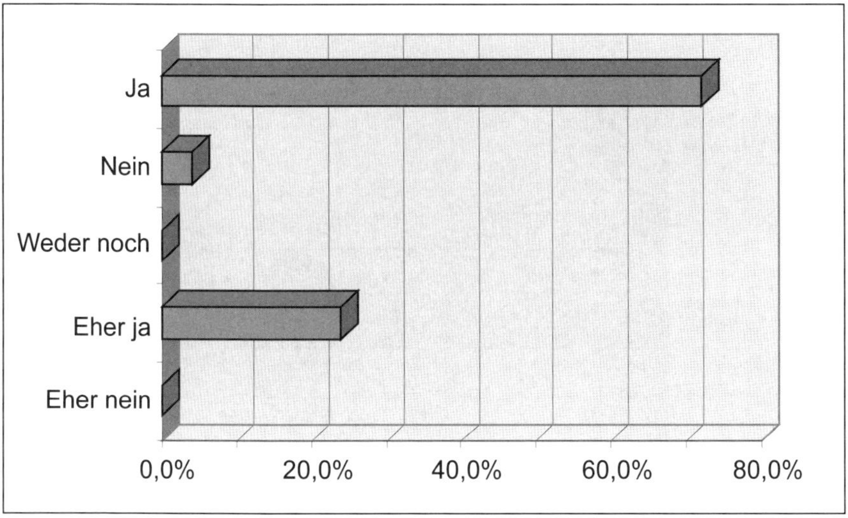

Grafik X Halten Sie die Anwendung der KHM für geeignet, um Intensivpatienten zu entspannen?

Sind Entspannungsmethoden in die Pflege integrierbar?
Der Frage 14 galt insofern ein spezielles Interesse, als die Ergebnisse der bereits ausgewerteten Fragen zeigten, daß von der Mehrzahl der Befragten ein Bedarf an Entspannung gesehen wurde und eine als geeignet befundene Methode zur Verfügung stand.

Die Frage war nun, ob sich Entspannungsmethoden in den intensivpflegerischen Alltag integrieren lassen (siehe Grafik 11) und wenn „Nein" warum nicht (Frage 14.1). Frage 14.1 war frei zu beantworten. Allerdings gab es fast in allen

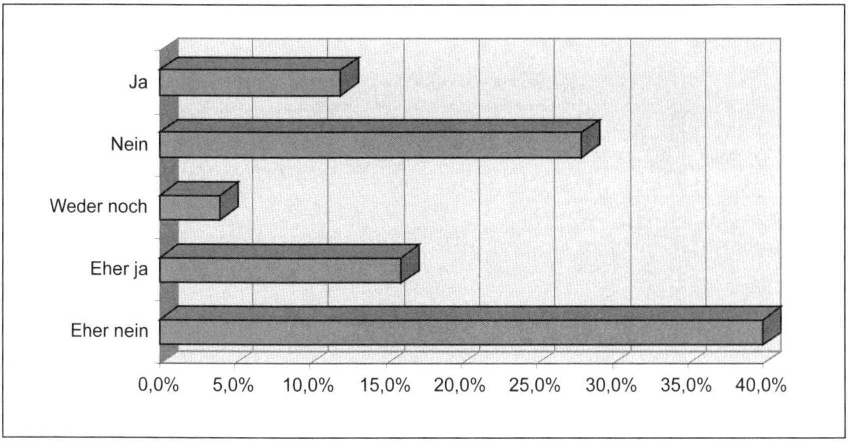

Grafik XI Läßt Ihnen die derzeitige Arbeitssituation die Möglichkeit, routinemäßig Kopfhautmassagen durchzuführen?

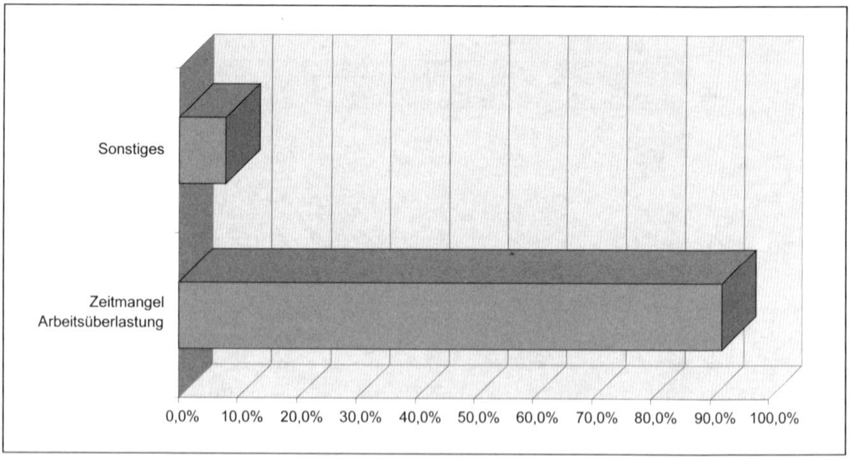

Grafik XII Aus welchen Gründen können Sie routinemäßig keine Kopfhautmassagen durchführen? (Bezüglich Grafik XI)

Fällen ähnlich lautende Antworten (siehe Grafik 12). 32 % äußerten sich zur Integration der Methode positiv, während 60 % den Eindruck hatten, die Kopfhautmassage sei praktisch nicht im Rahmen des „Routinebetriebes" durchführbar. 8 % äußerten sich neutral zu dieser Frage.

Bei einem solchen Ergebnis drängt sich die Frage auf, warum in vielerlei Hinsicht hochmotivierte Pflegekräfte sich nicht in der Lage sehen, eine Tätigkeit in ihren Arbeitsablauf zu integrieren, welche geeignet ist, nicht nur Ruhe und Entspannung, sondern auch Sicherheit und Geborgenheit zu transferieren.

Hierzu gab das Ergebnis der Frage 14.1 einige Erklärungen: 79,5 % der Befragten, welche der Ansicht waren (zum größten Teil mit Bedauern), die KHM sei nicht in den pflegerischen Arbeitsablauf zu integrieren, begründeten diesen

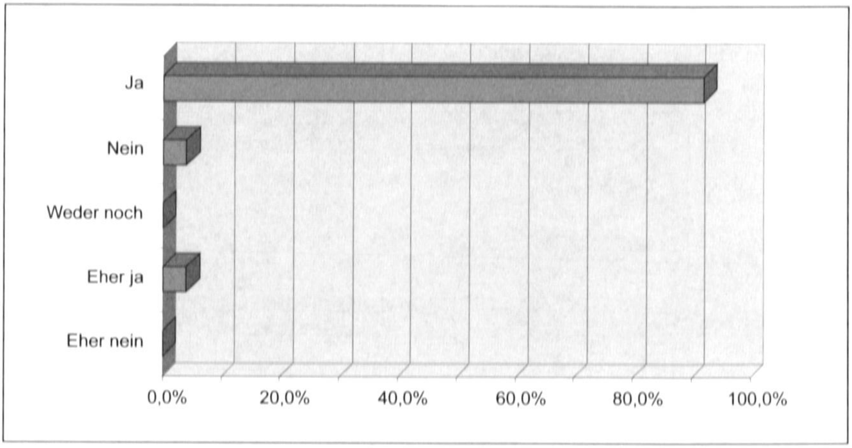

Grafik XIII Würden Sie die Massage gerne wiederholen lassen?

Umstand mit einem Mangel an Zeit, bedingt durch einen zu eng gestalteten Zeitplan von Kontroll- und Therapiemaßnahmen, insbesondere bei sehr aufwendigen Patienten. 15,9 % der Befragten waren überzeugt, daß pflegerische Maßnahmen gegenüber diagnostischen und therapeutischen Belangen keine Priorität genießen. 5,3 % waren der Meinung, daß die Atmosphäre auf der Intensivstation nicht ruhig genug gestaltet werden könne, um eine Entspannung überhaupt zu ermöglichen.

Wiederholung erwünscht?
Am Schluß des Fragebogens wird danach gefragt, ob die Befragten die Massage gerne wiederholen lassen würden. Hier antworteten 4 % mit „Nein", 8 % mit „eher Ja" und 88 % mit „Ja".

13.7 Interpretation der Ergebnisse der KHM-Studie Nr. 2

Das gewonnene Ergebnis läßt den Schluß zu, daß die untersuchte Gruppe von Intensivpflegekräften viel Berufserfahrung mitbrachte und daher in der Lage war, die Bedürfnisse „ihrer" Patienten kompetent einzuschätzen. Man kann also davon ausgehen, daß die erhaltenen Daten eine hohe Zuverlässigkeit aufweisen. Dies ist ein wichtiger Faktor für die Einschätzung der Aussagekraft der übrigen, vorliegenden Daten. Der 64 %ige Anteil von Fachpflegekräften stützt diese These.

Aufgrund der Ergebnisse der vorliegenden Studie läßt sich sagen, daß von den befragten, erfahrenen Pflegekräften ein Bedarf für die Anwendung von Entspannungsmethoden auf der Intensivstation gesehen wird. Mit der Methode der KHM erschließt sich für engagierte Intensivpflegekräfte eine Möglichkeit, diesem Bedürfnis zu entsprechen. Wie die KHM-Arbeit 1 zeigen konnte, hält sich der organisatorische Aufwand zur Durchführung einer KHM in einem, auch für die tägliche Praxis vertretbaren, Rahmen. Der größte Aufwand besteht in Veränderungen welche primär in den Köpfen, a) der Pflegenden selbst und b) der anderen, entscheidungstragenden Personen anderer Berufsgruppen auf der Intensivstation vollzogen werden müssen. Intensivmedizin wurde jahrzehntelang lediglich als Überbrückung eines vital bedrohlichen Organdefektes gesehen. Diese Sichtweise ist natürlich richtig, muß jedoch differenzierter betrachtet werden. Professionell Pflegende wissen heute um die Komplexität dieser Situation. Es handelt sich mit zunehmend wacheren, bewußteren Patienten heutzutage vielmehr um einen kompletten Lebensabschnitt, welcher vom Patienten, seinen Angehörigen und dem therapeutischen Team gemeinsam bewältigt werden muß. Nach bisherigem, primär medizinischem Verständnis hatten menschliche Aspekte grundsätzlich hinter dem medizinischen Ziel zur Erhaltung der physischen Integrität zurückzustehen. Zwar ist auch diese Forderung im Grundsatz richtig, denn keine noch so pflegerisch engagierte Fachkraft würde wohl auf den Gedanken kommen, dem Patienten während einer Reanimation den Kopf massieren zu wollen. Trotzdem denke ich, daß es durch verständnisvolle Kommunikation zwischen den Berufsgruppen möglich ist, auch rein medizinische Arbeitsabläufe derart zu organisieren, daß ein Freiraum entsteht, der dem Patienten zugute kommen könnte. Mit zunehmender

Professionalisierung im Fachbereich der Krankenpflege muß es heute möglich sein, Defiziten, wenn sie erkannt wurden, sobald wie möglich mit adäquaten Lösungen zu begegnen. Es ist keinesfalls einzusehen, daß Probleme wie Schlafentzug, Ruhelosigkeit und Angst, die noch immer einen Großteil der Intensivtherapiepatienten betreffen, keiner angemessenen Lösung zugeführt werden. Eine Möglichkeit, solchen Problemen zu begegnen, bieten Entspannungsmethoden, welche auf der Intensivstation angewandt werden können. Die hier beschriebene Methode der KHM zeigte sich als sehr praktikabel und effektiv, da sie wenig aufwendig und dabei leicht zu erlernen ist. Im Rahmen der vorliegenden Studie äußerte jedoch ein Großteil der befragten Intensivpflegekräfte den Eindruck, daß die Anwendung von Entspannungsmethoden vom übrigen therapeutischen Team (spez. Ärzte) als nicht wichtig angesehen würde. Diese Einschätzung ist durch keine dem Autor bekannte Untersuchung zu stützen. Es wäre sicherlich denkbar und hilfreich, diesen Sachverhalt im Rahmen einer größer angelegten Untersuchung zu klären, da sich immerhin 88 % der befragten Pflegekräfte positiv zur Anwendung von Entspannungsmethoden äußerten. Der Vorbehalt dem Ärzteteam gegenüber könnte weiterhin ein Grund dafür sein, warum 60 % diese Methode als Routineverfahren für nicht integrierbar halten.[11] Einen weiteren möglichen Grund für das Ergebnis dieser Einschätzung nennt Peter Nydahl in seinem 1995 erschienen „Handbuch zur Basalen Stimulation in der Intensivpflege“: „KollegInnen haben uns einmal gesagt, daß für unser Konzept und für die damit zusammenhängenden Veränderungen zuwenig Zeit wäre. Wir behaupten, daß nicht mehr Zeit notwendig ist, sondern Mut. Mut, die eigene, innere Haltung zu überdenken. Mut, das berufliche Handeln in Frage zu stellen. Mut, sich auf einen Patienten einzulassen. Mut, einmal anders zu arbeiten.“[12] Ein der am häufigsten genannten Bedenken gegen die Einführung von Entspannungsmethoden sind Zeitmangelgründe. Insofern sollte an dieser Stelle registriert werden, daß speziell weniger erfahrene Intensivpflegekräfte gerade bei pflegerisch und therapeutisch sehr aufwendigen Patienten häufig grenzkompensiert sind, was die eigene psychische und physische Leistungsfähigkeit betrifft. In dieser Situation ist es mehr als verständlich, wenn gegenüber zusätzlicher Arbeit aufgrund neuer Pflegetechniken, zunächst ein gewisser Vorbehalt besteht. Bedenken gegenüber neuen Pflegetechniken sind allerdings auch bei erfahrenen Pflegekräften feststellbar, denn dieses Phänomen läßt sich auch bei anderen, neuen Pflegetechniken beobachten, welche in vorzüglicher Weise dazu geeignet sind, die Pflegequalität zu verbessern. „Wenn Pflegende erstmalig versuchen, diese Pflege umzusetzen, dann fühlen sie sich oft unsicher und nervös und überfordern sich und den Patienten. Sie gelangen schnell in den Ruf eines exotisch Pflegenden und werden so zur Zielscheibe der auf Station üblichen Albernheiten. So ein Verhalten scheint normal zu sein. So normal, daß niemand dieses Verhalten hinterfragt.“ Peter Nydahl (1995)[13]

[11] Die Ergebnisse dieser Frage müssen insofern als eingeschränkt bewertet werden, als im Rahmen des Fragebogens implizit nach der „Routinemäßigen Anwendbarkeit“ gefragt wird. Wie bereits erwähnt, soll die Kopfhautmassage nicht als Routineverfahren über allen Patienten „ausgestreut“ werden. Im Gegenteil: Die Anwendung der KHM als Entspannungstherapie sollte selektiv, nach fachgerechter Beurteilung der Situation und, soweit möglich – nach Erhebung einer individuellen Pflegeanamnese eingesetzt werden.

[12] Peter Nydahl (1995): Handbuch zur basalen Stimulation in der Intensivpflege, S. 52.

[13] Peter Nydahl: Handbuch zur basalen Stimulation in der Intensivpflege, S. 50.

Jedoch können diese Bedenken nicht einfach ignoriert werden. Der „klassische" Intensivpatient hat sich, wie bereits beschrieben, vom tief sedierten Patienten mit primär medizinischen Problemen weg, zum wacheren, aktiveren Patienten mit zunehmend menschlichen Problemen, welche seine Ganzheit betreffen, hin entwickelt. Es ist unschwer zu erkennen, daß ein solcher Patient auch eines größeren Maßes an Zuwendung und Aufmerksamkeit bedarf. Nun sind diese Patienten also nicht nur schwerstkrank, sondern haben zusätzlich noch all die Probleme, die ein wacher Patient in der beschriebenen Situation auszuhalten hat (siehe Kap. 1.4). Dies bedeutet für die Pflegekräfte einen wesentlich höheren Arbeitsaufwand einerseits und eine extrem erhöhte psychische Belastung andererseits. Möglicherweise sollte aus diesem Grunde an geeigneter Stelle der Personalaufwand pro Patient neu diskutiert werden. Ein anderer, möglicherweise finanziell weniger aufwendiger Ansatz könnte von Seiten der Industrie kommen. Durch die Entwicklung weniger störanfälliger Systeme, welche die Pflegekräfte von zeitraubenden Dokumentationsaufgaben entbinden würden, könnte ein Freiraum geschaffen werden, der dem Patienten zugute käme. Die Probanden der Studie 2 wurden nach dem Grad ihres Wohlbefindens gefragt, und zwar vor der Kopfhautmassage und danach. Es wurde eine deutliche Verbesserung des Wohlbefindens dokumentiert, und fast alle Probanden wünschten sich eine Wiederholung der Massage. Wenn das eigene Erleben einer Kopfhautmassage derart positiv ausfällt, hat das natürlich einen Einfluß auf die Beurteilung der Methode. Wenn man davon ausgeht, daß gesunde und kranke Menschen grundsätzlich in der selben Art und Weise empfinden, dann sind diese Ergebnisse verwertbar. Vergleicht man die in der 1. Studie an Patienten erhobenen Daten mit denen der Pflegekräfte in der 2. Studie, so sprechen die Ergebnisse für eine Vergleichbarkeit des Entspannungsempfindens nach KHM in diesen beiden Gruppen. Das heißt, daß die KHM selbst bei gesunden Testpersonen dazu geeignet ist, Streß zu reduzieren, Spannungen abzubauen und, wie die meisten der befragten Intensivpflegekräfte meinten, zu beruhigen. Weiterhin ist einigen Patientenberichten zu entnehmen, daß die Kopfhautmassage Sicherheit und Geborgenheit zu vermitteln vermag.[14] In diesem Sinne zeigen auch die bisherigen Erfahrungen, daß die KHM besonders dazu geeignet ist, ein Vertrauensverhältnis zwischen Pflegekraft und Patient zu schaffen, bzw. ein bestehendes zu intensivieren.

13.8 Ausblick und Kritik

Ziel dieser Arbeit ist es nicht, den Wirkmechanismus einer in der Intensivmedizin neuen, pflegerischen Therapiemethode zu beweisen, sondern vielmehr das Skizzieren und Bewußtmachen eines Problems in der Intensivpflege, das, wie die zweite Untersuchung (KHM 2) zeigt, zwar den meisten Intensivpflegenden bekannt ist, aber dennoch bisher keine befriedigende Lösung erfahren hat. Im Zuge ganzheitlicher Betreuung sollte eine umfassende, individuelle Pflege des Patienten gefordert werden. Das Erfahren von Entspannungsreaktionen gehört ebenso zu

[14] Siehe auch den Bericht einer ehemaligen Intensivtherapiepatientin.

den täglichen Bedürfnissen des Intensivpatienten wie die Zahnpflege oder das Richten des Bettes einmal pro Schicht. Nun ist es im Gegensatz zu den meisten anderen Bedürfnissen nicht sinnvoll, dem Entspannungsbedürfnis des Patienten im Rahmen eines festen Schemas (z. B. 1x/Schicht) nachzukommen. Ganz im Gegenteil sollte eine Kopfhautmassage zeitlich individuell auf den Patienten sowie „seine" Pflegekraft abgestimmt sein. Das bedeutet, daß die Pflegenden eine enge therapeutische Beziehung zu „ihrem" Patienten haben müssen, um seine Bedürfnisse diesbezüglich wahrnehmen zu können. Unabdingbar ist außerdem, daß das Bedürfnis des Intensivpatienten nach Ruhe und Entspannung als Teilbereich ganzheitlicher Betreuung fester Bestandteil der Ausbildung zum Fachpfleger bzw. zur Fachschwester für Intensivpflege wird. Es muß ein neues Bewußtsein entstehen für diese menschlichen Bedürfnisse des Patienten. Die Wichtigkeit von Berührungen für die Entstehung eines tiefen Vertrauens zwischen zwei Menschen, wie es für die Intensivpflege mit ihren Extremsituationen sicher wünschenswert wäre, ist in zahlreichen Arbeiten über Berührung im frühesten Kindesalter beschrieben z. B. (A. F. Korner in: „Touch – the Foundation of an Experience") oder (A. D. Auckett: „Baby Massage an Alternative to Drugs"). Amerikanische Studien an zwei vergleichbaren Gruppen von Kindern auf neonatologischen Intensivstationen konnten zeigen, daß Kinder, welche taktiler Stimulation ausgesetzt waren, besser gediehen, viel früher Fortschritte, z. B. bei der Nahrungsaufnahme, machten, deutlich weniger Komplikationen während der Intensivbehandlungszeit durchmachen mußten und insgesamt früher die Intensivstation verlassen konnten. Die Kinder wurden aufgeteilt in eine „Streichelgruppe" und eine „Nichtstreichelgruppe". Alle Kinder erhielten die gleiche medizinische Betreuung. Die Kinder der Streichelgruppe erhielten zusätzlich in regelmäßigen Abständen ihre „Streicheleinheiten".

Diese Ergebnisse sind erstaunlich, vor allem da man nicht behaupten kann, daß es sich bei dem beschriebenen „Streicheln" um interpersonale Kommunikation gehandelt hat. Ähnliche Ergebnisse wurden auch bei neugeborenen Laborratten beschrieben. Es zeigte sich auch hier eine deutlich bessere Entwicklung in der Versuchsgruppe gegenüber der Kontrollgruppe durch haptische und vestibulär-propriozeptive Stimulation (Thoman, E. B. & Korner, A. F.; 1971).

Jegliche Diagnostik und Therapie sowie der große apparative Aufwand sollten ein gemeinsames Ziel haben: die qualitativ und quantitativ beste Betreuung der Patienten. Denn der menschliche Organismus existiert und funktioniert nur optimal im Gleichgewicht zwischen Anspannung und Entspannung. Dieses Verhältnis auch unter den Bedingungen der Intensivbehandlung zu optimieren, ist ein hohes Ziel, das zu erreichen sich die Intensivpflege zur Aufgabe machen sollte. Aber es handelt sich hier auch um ein ethisches Problem, welchem sich die Schwestern und Pfleger zu stellen haben! Patientinnen und Patienten sowie Angehörige vertrauen darauf, daß die Pflege und die Medizin in ihrem Interesse handeln. Im Interesse des Patienten liegt jedoch nicht nur die Betreuung nach dem organmedizinischen Modell, wie es vor allem von der Spitzenmedizin angewandt wird. Von zunehmendem Interesse für den Patienten ist der Bereich seines subjektiven Empfindens. Es geht nicht mehr „nur" darum, daß man gesund wird, sondern das „wie" spielt eine zunehmend wichtigere Rolle. Ist es akzeptabel, wenn einem Menschen vorübergehend jegliche Würde entzogen wird, um ihm das Überleben zu sichern?

Es gibt meiner Meinung nach eine geringe Anzahl von Situationen, in denen man sich im Sinne des Erkrankten vorübergehend gegen dessen Menschenwürde entscheiden muß. Der Patient wird in solchen Situationen vom Behandler „überfahren", seine Ängste und Bedürfnisse werden zu seinem eigenen Wohl vorübergehend ignoriert. Die Kriterien, wann und unter welchen Umständen der Behandelnde bereit ist, diesen Weg zu wählen, sollte meiner Meinung nach von jedem einzelnen neu überdacht werden.

14 Erfahrungsbericht einer Intensivschwester

Ich arbeite seit über drei Jahren in der Intensivkrankenpflege. Während einer solchen Zeit kommt man nicht umhin, sich mit dem Seelenleben, den menschlichen Empfindungen der Intensivpatienten zu befassen. Leider überwiegt nicht selten das Gefühl, daß die emotionale Seite der Patienten in Verbindung mit der lebensbedrohlichen Situation, welche die Intensivtherapie notwendig macht, fast immer in den Hintergrund tritt und häufig schlicht vergessen wird.

Aus diesem Grunde war ich an der Möglichkeit der Entspannung für Intensivpatienten sehr interessiert und entschloß mich zur Selbsterfahrung.

Meine Eindrücke und Empfindungen während der Massage

21.00–21.35 Uhr

Zunächst einmal zu meiner physischen und psychischen Verfassung vor der Behandlung: Nach einem anstrengenden Spätdienst bemerkte ich, daß bei mir das Verlangen nach einer Ruhephase eintrat. Zusätzlich spürte ich einen leichten Kopfschmerz in den Schläfen. Um so mehr begrüßte ich die Möglichkeit der Kopfhautmassage zu diesem Zeitpunkt.

Ich lag völlig bequem und entspannt auf einer Trage, die in unmittelbarer Nähe zum Patientenzimmer plaziert wurde, so daß Geräusche und Alarme problemlos wahrnehmbar waren. Das Licht im Vorraum wurde gelöscht. Ich lag auf dem Rücken – eine für mich völlig ungewohnte Schlaf- und Entspannungshaltung – beide Arme lagen entspannt neben dem Körper. Ich schloß die Augen. Es kreisten Gedanken in meinem Kopf umher: „Habe ich noch irgendwelche Tätigkeiten vergessen?“ – „stand für die nächste halbe Stunde noch was an?“ oder auch das mögliche Auslösen der Alarme während meiner Enspannungsphase. Ich versuchte mich nur auf die wohltuende Massage meines Kopfes zu konzentrieren. Nach Beginn der Kopfhautmassage gelang es mir mehr und mehr, alles um mich herum zu vergessen. Beim völligen „Fallenlassen“ in die Hände des Therapeuten bemerkte ich zunächst einen stark erhöhten Muskeltonus im Bereich meiner Halswirbelsäule. Ich mußte Vertrauen aufbauen und merkte durch die Wohltat der Übung, daß ich zunehmend lockerer und entspannter wurde.

Zwischenzeitlich stand ich wohl kurz vor dem Einschlafen, was dann aber durch die Geräuschkulisse um mich herum gestört wurde. Aufgrund der Kopfhautmassage war ich jedoch in der Lage, mich gleich wieder zu entspannen. Ich spürte eine angenehme Wärme. Die Extremitäten fühlte ich kaum noch. Das Frösteln vor der Behandlung hatte mittlerweile aufgehört. Der Druckschmerz in meinem Kopf löste sich. Am Ende der Kopfhautmassage benötigte ich einige Zeit, um mich zu „sammeln“, „aufzuwachen“ und um das Gespür für meine Gliedmaßen wiederzuerlangen.

Ich hatte den Eindruck, daß ich neue Kraft geschöpft hatte. Ich fühlte mich ausgeglichener und erholter als vor der KHM.

Meiner Ansicht nach ist die regelmäßige Kopfhautmassage beim Intensivpatienten, der durch seine Krankheit enorm eingeschränkt ist, eine ideale Möglichkeit, ihn positiv zu beeinflussen.

B. Schepers

15 Zusammenfassung

Wenn von der Situation des Patienten berichtet wurde, so handelte es sich jeweils um den Intensivtherapiepatienten, bei dem wenigstens ein Organ oder Organsystem endgültig oder vorübergehend ausgefallen war und daher der maschinellen oder medikamentösen Unterstützung bedurfte.

Die Situation des Intensivpatienten ist auch heute, 35 Jahre nach Entstehung der ersten Intensivstationen[15], noch durch diffuse sensorische Überstimulation einerseits und kommunikative Vereinsamung andererseits charakterisiert. Zwar sind die Zeiten, in denen die Intensivstationen als „Folterkammern moderner Medizin" durch die Schlagzeilen gingen, vorbei, aber die Probleme der Intensivpatienten haben seit damals nur wenig an Aktualität eingebüßt.

Die Idee der Anwendung von Entspannungstherapien auf Intensivstationen zielt darauf ab, den Routinebetrieb auf der Intensivstation für den Patienten menschenfreundlicher zu gestalten. Viele Kollegen haben seit Jahren verschiedene Techniken in ihrem pflegerischen Repertoir, mit denen sie „ihren" Patienten etwas Gutes tun (z. B. Fußreflexzonenmassage). Einigen dieser Techniken haftet der Makel an, daß deren Wirksamkeit (noch) nicht wissenschaftlich überprüft worden ist. Ein solches Vorgehen ist in der deutschen Krankenpflege lange Zeit nicht üblich gewesen. Es ist jedoch sehr schwierig, in einem professionell arbeitenden Umfeld mit derartigen Behandlungen ernstgenommen zu werden, wenn der entsprechende Hintergrund sich lediglich auf persönliche Erfahrungen einzelner stützt. Daher sollte jede neue Methode zuerst einer angemessenen wissenschaftlichen Prüfung unterzogen werden, wie dies in anderen medizinischen Fachbereichen bereits seit Jahrzehnten üblich ist. In der vorliegenden Arbeit wurde der Versuch unternommen, die Methode Kopfhautmassage (KHM) beim Intensivpatienten zu untersuchen. Im Rahmen der ersten KHM-Arbeit, der ein experimentelles Design zugrunde lag, konnten Hinweise darauf gewonnen werden, daß die KHM zu einer Reduzierung des Muskeltonus führt. Diese Reduzierung des Muskeltonus wurde als Zeichen sowohl körperlicher als auch geistiger Entspannung interpretiert. Endgültige Ergebnisse waren aufgrund der geringen Probandenzahl (12) und des nicht validierten Untersuchungsinstrumentes jedoch nicht zu erwarten. Die vom Autor geschilderten subjektiven Eindrücke lassen jedoch auf eine gute Wirksamkeit der Massage schließen. Der Aufwand für die Vorbereitung und Durchführung der Massage hält sich in akzeptablen Grenzen (Rückenlagerung des Patienten, Massagedauer: ca. 20 Minuten). Befragte Intensivpflegekräfte halten die Anwendung von Entspannungsmethoden für Intensivpatienten für sinnvoll. Sie sind der Überzeugung, daß gerade Intensivpatienten ein Bedürfnis nach Ruhe und Entspannung haben. Viele der beschriebenen Störfaktoren (Kapitel 12.5.) sind relativ leicht zu beeinflussen. Was fehlt, ist in den meisten Fällen ein verändertes Bewußtsein für die Belastungsmomente der Intensivtherapie. Die Anwendung von Entspannungsmethoden für Internsivpatienten könnte eine solche Bewußtseinsänderung bewirken (learning by doing). Primär wird dieser Effekt bei den Durchführenden auftreten. Aber auch andere Kollegen, welche sich mit den üblichen

15 Lawin, P. (1989): Entwicklnng und Bedeutung der Intensivmedizin. In: Praxis der Intensivbehandlung. Thieme Verlag Stuttgart/New York 5. Aufl. Hrsg. Lawin P.

Albernheiten von dieser Veränderung zu distanzieren suchen, könnten zum Nachdenken gebracht werden. Auf diese Art und Weise hätte dieses Thema zumindest für ein bewußtes Nachdenken über die Situation des Patienten gesorgt und damit den eigentlichen Zweck seiner Veröffentlichung erfüllt. Selbst wenn diese Einschätzung der Situation falsch sein sollte und auf dem unreflektierten Glauben an eine Einzelerfahrung beruht, ist es das Risiko des Ausprobierens meiner Meinung nach wert. Besonders da die Chance besteht, die Situation des Intensivpatienten positiv zu beeinflussen.

Literatur

Auckett A.D.: Baby massage, an alternative to Drugs. The Australian Nurse's Journal, 9 (1979) 5: 24–27(1979).

Barnard K.E., Brazelton T. B.: Touch The Foundation of an Experience" International Universities Press, Inc. Madison/Conneticut (1975).

Barr J.S.; Taslitz N.: The Influence of Back Massage on Autonomic Functions. In: Physical Therapy 50 (1970) 12: 1679–1691.

Bauer, R.: Kongruente Beziehungspflege. Ullstein Mosby, Berlin/Wiesbaden (1996).

Bienstein Ch.; Fröhlich A.: Basale Stimulation in der Pflege. Verlag selbstbestimmtes Leben. Düsseldorf (1991).

Birnbaumer, N.: Psychophysiologie. In: Biologische Psychologie, Springer, Berlin (1991)

Click, M.: Caring, touch and anxiety in myocardial infarction patients in the intermediate cardiac care Unit. Intensive Care Nursing 2 (1986) 2: 61–66.

Davidhizar R. & Giger J.: Transcultural Nursing Assesment and intervention. Mosby St. Louis (1991).

Estabrooks, C.: Touch in Nursing practice – an historical perspective. In: Journal of Nursing History 2 (1987) 2: 33–49.

Estermann, R.: Ethical problems from the caregiver's viewpoint".

Friesacher, H.: Intensivpflege heute – Pflege zwischen High-Tech und High-Touch. Berarbeitete Fassung eines Vortrages gehalten auf dem 5. Essener Pflegesymposium „atmen" am 12.03.93 In: Intensiv (1995) 2:47–52.

Funkkolleg „Der Mensch": In: Anthropologie heute. Studienbrief 4 DIFF, Tübingen (1993)

Goodykoontz, L.: Touch-attitudes and practice. In: Nursing Forum 18 (1) (1979).

Gordon, M.: Handbuch Pflegediagnosen. Ullstein Mosby, Berlin/Wiesbaden (1996[2]).

Großmann-Schneyder, M.: Berühren. Hippokrates-Verlag, Stuttgart (1992).

Hannich, H.J.: Psychologische Hilfen für die Intensivmedizin. Manual zum Tutorium anläßlich des 8. Intern. Symposiums über aktuelle Probleme in der Intensivmedizin. Münster (1987).

Hannich, H. J.: Psychosomatik in der Intensivmedizin. In: P. Lawin (Hrsg.): Praxis der Intensivbehandlung. Thieme Verlag, Stuttgart-New York (1989).

Heidt, P. R.: Helping Patients to Rest – Clinical studies on therapeutic touch. In: Holistic Nursing Practice (1991) 4: 57–66.

Holmes, P.: Fringe Benefits. In Nursing Times, 82 (1986) 80–82.

Husband, L.: Therapeutic touch a basis for exellence. In: Johnson, R. (Hrsg.) Recent advances in Nursing. Churchill Livingston, Edinburgh (1988).

Johnson, B.: The meaning of touch in Nursing. Nursing outlook, 13 (1965) 59–60.

Juchli, L.: Pflege. Thieme, Stuttgart (1994[7]).

Jurgens A.; Meehan, T. C.; Wilson, H. L.: Therapeutic touch as a nursing intervention. Holistic Nursing Practice, 2 (1987) 1: 1–13.

Keegan, L.: Holistic Nursing. Journal of Post Anesthesia Nursing (4) 1 (1989).

Klapp B. F., Scheer J.W.: „Die Intensivmedizinische Behandlung im Erleben von Patienten, Ärzten und Pflegepersonal" Verh.Dtsch.Ges.Inn Med 84: 1512–1515 (1978).

Klapp, B. F.: Psychosoziale Intensivmedizin. Berlin (1985).

Krieger, D.: The therapeutic touch. Englewood Cliff's, N.J., Prentice Hall Inc. (1979).

Krohwinkel, M.: Der Pflegeprozeß am Beispiel von Apoplexiekranken. Nomos, Baden Baden (1993).

Larsen, R.: Anästhesie und Intensivmedizin für Schwestern und Pfleger. Springer Berlin (1985).

Lawin, P.: Praxis der Intensivbehandlung. Thieme, Stuttgart 1993[6].

Lidell, L.: Massage. Mosaik Verlag, München (1985).

Orem, D.: Strukturkonzepte der Pflegepraxis. Ullstein Mosby, Berlin/Wiesbaden (1996).

Ramsey, M.A.E.; Savege, T.M.; Simpson, B.R.J.; Goodwin, R. (1974): Controlled Sedation with alphaxolone-alphadolone, Br. Med. J. 22: 656–659.

Roper, N; Logan, W.; Tierney, W.: Die Elemente der Krankenpflege. Recom, Basel (1994)

Stauffer R.: Vietnamese Americans. In: Davidhizar R. & Giger J.: Transcultural Nursing: Assessment and Intervention., Mosby, St. Louis (1991).

Steinacker I.; Borsig, A.: Probleme der Kommunikation mit intubierten Patienten. In: H.J. Hannich; M. Wendt und P. Lawin (Hrsg.): INA Band 43, Psychosomatik in der Intensivmedizin, Symposium in Münster. Georg Thieme Verlag, Stuttgart-New York (1983).

Thoman, E.B.; Korner, A.F.: Effects of vestibular stimulation on the behavior and development of infant rats. Develop. Psychol., 5: 92–98 (1971).

Thurm U., In: Maelicke, A.: Vom Reiz der Sinne. Kap. 5: Die mechanischen Sinne S. 75–83, VCH, Weinheim.

Tutton E.: An Exploration of touch in Nursing. In: McMahon R.; Pearson A.(Edit.): Nursing as Therapie, Chapter 7, p.143–168.

Watson O.M.: Proxemic behavior: A transcultural study. The Hague, Netherlands: Monitor and Co. (1980).

Wendt, M.: Die Intensivbehandlung und ihre Belastungsfaktoren. In: Hannich et al: Psychosomatik der Intensivmedizin. Symposium in Münster, INA Thieme Verlag, Stuttgart (1983).

Zieger, A.: Dialogaufbau in der Frührehabilitation mit hirnverletzten Komapatienten auf der Intensivstation. In: Neander, K. D.; Friesacher; H., G.; Meyer, P. (Hrsg.): Handbuch der Intensivpflege. ecomed, Landsberg/Lech (1993).

Anhang

Fragebogen – Kopfhautmassage

Anlage: Liste zur Frage 10 & 11

Punkte 1.–8. vor Durchführung der Massage
Punkte 9.–15. nach Durchführung der Massage erfragen.

1. Alter
   ( ) Jahre

2. Geschlecht
   ( )

3. Wie lange arbeiten Sie schon auf der Intensivstation?
   ( ) Monate

4. Haben Sie an der zweijährigen Fachweiterbildung für Intensivpflege teilgenommen?
   ( ) Ja
   ( ) Nein

5. Glauben Sie, daß ein intensivtherapiepflichtiger kranker Mensch ein Bedürfnis nach Ruhe und Entspannung hat?
   ( ) Ja
   ( ) Nein
   ( ) Eher ja
   ( ) Eher nein
   ( ) Weder noch

6. Glauben Sie, daß Ruhe und Entspannung der Patienten auf der Intensivstation für das Behandlungsteam einen hohen Stellenwert haben?
   ( ) Ja
   ( ) Nein
   ( ) Eher ja
   ( ) Eher nein
   ( ) Weder noch

7. Halten Sie es für sinnvoll, bei Intensivpatienten Entspannungsmethoden anzuwenden?
( ) Ja
( ) Nein
( ) Eher ja
( ) Eher nein
( ) Weder noch

8. Wie haben Sie sich vor der Massage gefühlt?
Wohlbefinden:

1	2	3	4	5
Minimum (sehr schlecht)				Maximum (sehr gut)

9. Wie haben Sie sich nach der Massage gefühlt?
Wohlbefinden:

1	2	3	4	5
Minimum (sehr schlecht)				Maximum (sehr gut)

10. Nennen Sie bitte ein Adjektiv, welches Ihrem subjektiven Empfinden der Kopfhautmassage am nächsten kommt. (Liste beiliegend)

11. Was haben Sie im Verlauf der Massage als störend erlebt? (Liste beiliegend)

12. Sind Sie der Meinung, daß in der Intensivtherapie, wie Sie sie kennengelernt haben, dem Ruhe, und Entspannungsbedürfnis der Patienten ausreichend entsprochen wird?
( ) Ja
( ) Nein
( ) Eher ja
( ) Eher nein
( ) Weder noch

13. Halten Sie die Anwendung von Kopfhautmassagen für geeignet, um intensivtherapiepflichtige Patienten zu entspannen?
( ) Ja
( ) Nein
( ) Eher ja
( ) Eher nein
( ) Weder noch

14. Ließe Ihnen die derzeitige Arbeitssituation die Möglichkeit, routinemäßig Kopfhautmassagen durchzuführen?
( ) Ja
( ) Nein
( ) Eher ja
( ) Eher nein
( ) Weder noch

14.1. Wenn „Nein“, warum nicht?

15. Würden Sie die Massage gerne wiederholen lassen?
( ) Ja
( ) Nein
( ) Eher ja
( ) Eher nein
( ) Weder noch

Anlage zum Fragebogen

Antwortliste zu Frage Nr. 10

1) Enspannend
2) Beruhigend
3) Sonstiges angenehm
4) Beunruhigend
5) Schmerzhaft
6) Sonstiges unangenehm
7) Neutral

Antwortliste zu Frage Nr. 11

1) Monitoralarm
2) Aufreißen von Einmalverpackungen
3) Laute Stimmen
4) Notfall
5) Geräusche von Beatmungsgeräten
6) Entleeren von Mülltüten
7) Sonstiges
8) Keine Störung

Tagesstruktur- und Weaningplan*

Hr. Mustermann

7.00	Wecken und Begrüßung:	Initialberührung: Flächig aufgelegte Hand an der linken Schulter
8.00	Lagerung (Cardiaclagerung):	Röntgen, Pflege, Ganzkörperwaschung, Verbandwechsel
10.00	Lagerung (30° re. Seite):	Therapeutische Eingriffe (zum Beispiel ZVK-Wechsel)
12.00	Lagerung (30° li. Seite):	Ruhephase
14.00	Lagerung (Cardiaclagerung):	Beatmungsentwöhnung (1. Tg.) >> ASB 20 (Ziel 15 min.) bitte mit atemstimulierender Einreibung kombinieren, Krankengymnastik
16.00	Lagerung (30° re. Seite):	Besuchszeit (Eltern kommen immer um 16.30), Pflege & Betten (Eltern mit in die Pflege einbeziehen: Vater hilft beim Betten, Mutter reibt die Beine mit W/Ö-Lotion ein).
18.00	Lagerung (30° li. Seite):	Beatmungsentwöhnung (1. Tg.) ASB 20 (Ziel 15 min.) bitte mit atemstimulierender Einreibung kombinieren
20.00	Lagerung (Rücken):	Grundpflege und Betten, im Anschluß Kopfhautmassage anbieten
22.00	Lagerung (30° li. Seite):	Hr. M. kann nur auf der re. Seite einschlafen
23.00	Nachtruhe:	Lagerungsintervall wenn möglich 3 stdl.
1.00	Lagerung (30° re. Seite)	
4.00	Lagerung (Rücken):	Bei Bedarf Mundpflege
7.00	Lagerung (30° li. Seite)	

* Plan zur Beatmungsentwöhnung

Beispiel für einen individuell strukturierten Tagesplan

Sachwortverzeichnis